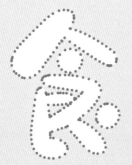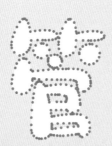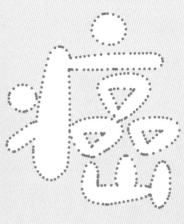

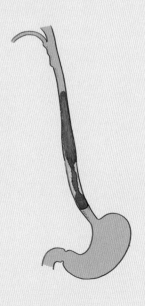

·季加孚·　　·张 宁·　　　　肿瘤科普百科丛书
总主编　　执行总主编

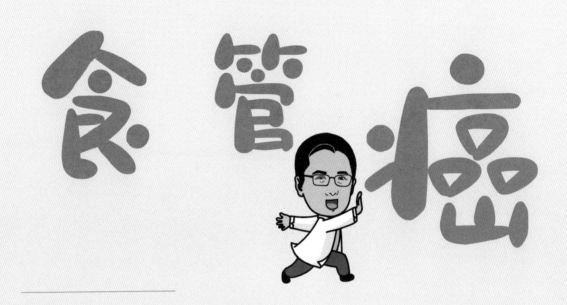

食管癌

主　编　杨　跃
副主编　李少雷
编　者（按姓氏笔画排序）
　　　　王亚旗　北京大学肿瘤医院
　　　　李少雷　北京大学肿瘤医院
　　　　杨　跃　北京大学肿瘤医院
　　　　宋东东　北京大学肿瘤医院
　　　　张善渊　北京大学肿瘤医院
　　　　贾　军　北京大学肿瘤医院
秘　书　张善渊　北京大学肿瘤医院

人民卫生出版社
·北 京·

《肿瘤科普百科丛书》编写委员会

序

健康是促进人全面发展的必然要求，是经济社会发展的基础条件，是民族昌盛和国家富强的重要标志。人们常把健康比作1，事业、家庭、名誉、财富等就是1后面的0，人生圆满全系于1的稳固。目前我国卫生健康事业长足发展，居民主要健康指标总体优于其他中高收入国家平均水平，健康中国占据着优先发展的战略地位。但随着工业化、城镇化、人口老龄化进程加快，中国居民生产生活方式和疾病谱不断发生变化。心脑血管疾病、癌症、慢性呼吸系统疾病、糖尿病等慢性非传染性疾病导致的死亡人数占总死亡人数的88%，这些疾病负担占疾病总负担的70%以上。了解防控和初步处理这些疾病的知识，毋庸置疑，会降低这些疾病的发生率和死亡率，会降低由这些疾病导致的巨大负担。

我国人口众多，人均受教育水平较低，公众的健康素养存在很大的城乡差别、地区差别、职业差别，因此公众整体的健康素养水平较低。居民健康知识知晓率低，吸烟、过量饮酒、缺乏锻炼、不合理膳食等不健康生活方式比较普遍，由此引起的疾病问题日益突出。《"健康中国2030"规划纲要》中指出，需要坚持预防为主，深入开展爱国卫生运动，倡导健康文明生活方式，预防控制重大疾病。这是健康中国战略的重要一环，需要将医学知识、健康知识用公众易于理解、接受和参与的方式进行普及。这种普及必须运用社会化、群众化和经常化的科普方式，充分利用现代社会的多种信息传播媒体，不失时机地广泛渗透到各种社会活动之中，才能更有效地助力健康中国战略。

据统计，中国每天有1万人确诊癌症，癌症是影响人民身体健康的重要杀手之一。在众多活跃于肿瘤临床一线、热衷于为人民健康付出的专家们的支持和努力下，通过多次研讨，我们撰写了这套《肿瘤科普百科丛书》，它涵盖了我国最常见的肿瘤。我们在吸取类似科普读物优点的基础上，不单纯以疾病分类为纲要介绍，还以患者对不同疾病最关心的问题为中心进行介绍。同时辅以更加通俗的语言和图画，描述一个器官相关的健康、保健知识，不但可以使"白丁"启蒙，还可以使初步了解癌症知识的人提高水平。

最后，在此我衷心感谢每一位主编和编委的支持和努力，感谢每位专家在繁忙的工作之余，仍然为使患者最终获益的共同目标而努力，也希望该丛书能够助力健康中国行动。

季加孚

北京大学肿瘤医院　北京市肿瘤防治研究所

2022 年 4 月

前言

　　吃是人生大事，一日三餐，粗茶淡饭，是老百姓最简单、最真实的生活。要是哪天发现吃不得劲儿，那是真出事儿了。食管癌，说白了是"吃出了问题"，现在我门诊还习惯问问患者平时喜欢吃什么，怎么吃，以便了解是不是某种食物导致发病，同时也了解患者饮食习惯。

　　我门诊通常不能正点结束，这点我的学生都习惯了，不是因为患者病情复杂无法做出临床决策，而是因为用更多的时间为患者答疑解惑。在这个信息化时代，患者们很容易从自媒体、电视或书籍上获得海量的疾病信息，但是因为缺乏医学基础知识，无法甄别，导致生搬硬套，使得自己更加茫然和焦虑。对于患者来说，在门诊与专业医生面对面交流是帮助他们解答心中困惑的唯一途径。但是，每个患者门诊就诊的时间是非常有限的，患者焦虑情绪下获取大量专业的信息，很难快速理解和消化，等回过头想明白了，又发现有新的疑问得不到解答。

　　本书是《肿瘤科普百科丛书》的一个分册，我们尝试以回答问题的形式向读者们传授食管癌相关知识。这本书涵盖了我们门诊遇到的患者最关心的问题，涵盖了食管解剖特征、食管癌症状及分期检查、食管癌治疗方式选择及护理等方方面面内容，以通俗的语言把医学专业知识传递给读者们。我们的目的很简单，想让更多有需要的人从书中找到自己问题的答案，以便门诊就诊与医生交流更加高效，而且能够将本书作为一部工具书反反复复查阅。但是，对肿瘤患者来说，它有共性也有个性，而且医学技术发展日新月异，治疗理念和方式不断更新迭代，阅读本书后难免仍有些许困惑，欢迎到我们门诊寻求解答。

　　最后，感谢本书编者们的辛勤付出，也希望阅读本书能够帮助各位读者更加了解食管癌，从容面对并战胜疾病，开启新的生活。

杨　跃

北京大学肿瘤医院

2022 年 4 月

目 录

一、食管癌的概述

1. 什么是食管癌

食管癌，俗称食道癌，是发生于食管黏膜上皮的恶性肿瘤。典型症状为进行性吞咽困难等，随之而来的便是体重下降及营养不良，如不及时诊治，随着病情的进展，可能会出现淋巴转移和远处脏器的转移，进而威胁患者生命。

据统计，2020 年，世界范围内食管癌新发病例 60.4 万，因食管癌死亡病例 54.4 万，而我国的食管癌新发病例和死亡病例均占世界半数以上。食管癌主要分为鳞状细胞癌（简称鳞癌）和腺癌两种。其中，鳞癌较为常见，约占全部病例的 90%；腺癌相对少见，好发于食管下段，也就是胃以上 10cm 内的食管。在亚洲、非洲、南美和非裔的北美人中，鳞癌是食管癌的主要类型，饮食过烫、酒精和烟草是主要危险因素，食管鳞状上皮不典型增生是鳞癌的癌前病变。对于腺癌，其主要危险因素是胃食管反流病和肥胖，癌前病变为 Barrett 食管。

食管癌一直是威胁我国居民健康的主要恶性肿瘤之一。在我国，食管癌的发病率和死亡率相对较高，发病率在全部恶性肿瘤中位居第 6 位，因癌死亡率位居第 4 位。男性食管癌的患病率和死亡率均高于女性，发病高峰年龄在 40~80 岁，农村地区食管癌发病率高于城市地区。在我国，食管癌的发病有明显的地域差异，高发区主要集中在太行山脉附近：河南、河北、山西、山东、安徽、江苏苏北区域。其他高发区与中原移民有关，包括四川、广东、福建等地区。我国食管癌的主要病理类型为鳞癌，发病部位常为食管中段，下段次之，上段最少。

2. 消化系统的构成

食管是消化系统的一部分，隶属于上消化道。消化系统涉及的器官很多，既有唾液腺、肝脏和胰腺等参与食物分解的消化腺，也包括消化道，从上到下依次为口腔、咽、食管、胃、小肠（包括十二指肠、空肠和回肠）和大肠（包括盲肠、阑尾、结肠、直肠和肛门），我们人为地把口腔、咽、食管、胃、十二指肠等划分为上消化道，自空肠以下的部分则为下消化道（见图 1）。我们常

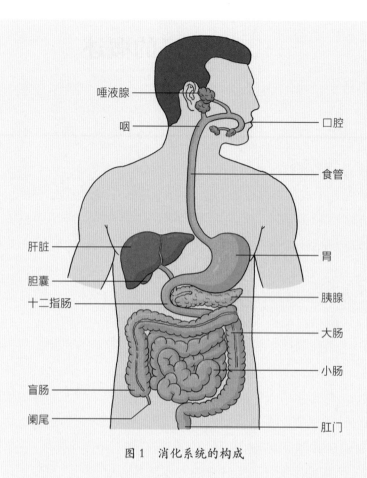

图1 消化系统的构成

说的"胃镜"检查，准确来说应该是上消化道内镜检查。这也就解释了，临床中，食管癌往往是在做"胃镜"的过程中被发现和确诊的。了解消化系统的构成，对我们理解食管癌病程中的方方面面至关重要。

消化系统的基本功能是消化、吸收食物内的营养成分，将其转化为机体所需的物质和能量。食物中的营养物质，除维生素、水和无机盐可以被直接吸收利用外，蛋白质、脂肪和糖类等物质均需在消化道内被分解为结构简单的小分子物质后，才能被吸收利用。这个分解食物的过程就称为消化。小分子物质透过消化道黏膜上皮细胞进入血液和淋巴液的过程就是吸收。未被吸收的残渣部分，则通过大肠以粪便形式排出体外。

3. 上消化道的构成

口腔：由口唇、颊、腭、牙、舌和口腔腺组成。在受到食物的刺激后，口腔内腺体即分泌唾液，嚼碎后的食物与唾液搅和，借唾液的滑润作用通过食管进入胃。唾液中的淀粉酶能部分分解碳水化合物。

咽：是呼吸道和消化道的共同通道。依据与鼻腔、口腔和喉等部位的通路，咽可分为鼻咽（部）、口咽（部）、喉咽（部）三部分。咽的主要功能是完成吞咽这一复杂的反射动作。

食管：食管是一长条形的肌性管道，全长 25~30cm。食管有 3 个狭窄部，这 3 个狭窄部易滞留异物，也是食管癌的好发部位。食管的主要功能是运送食物入胃，其次是防止呼吸时空气进入食管，还可阻止胃内容物逆流入食管。

胃：分为贲门、胃底、胃体和胃窦 4 个部分。胃的总容量为 1 000~3 000ml。胃壁黏膜中含大量腺体，可以分泌胃液，胃液呈酸性，pH 值（酸碱度）通常在 2.0~3.0，有的时候可能会达到 1.0。胃酸的主要成分有盐酸、氯化钠、氯化钾、各种消化酶、黏蛋白等。胃液的作用很多，其主要作用是消化食物、杀灭食物中的细菌、保护胃黏膜及润滑食物，使食物在胃内易于通过等。胃的主要功能是容纳和消化食物。由食管进入胃内的食团，经胃内的机械性消化和化学性消化后形成食糜，食糜借助胃的运动，逐次被排入十二指肠。

十二指肠：为小肠的起始段。长度相当于本人 12 个手指的指幅（25~30cm），因此得名。十二指肠呈 C 形弯曲，包绕胰头，可分为上部、降部、下部和升部四部分。其主要功能是分泌黏液、刺激胰消化酶与胆汁的分泌等，为蛋白质的重要消化场所。

4. 下消化道的构成

空肠、回肠：空肠起自十二指肠空肠曲，下连回肠，回肠连接盲肠。空肠、回肠间无明显界限，空肠的长度占此段全长的 2/5，回肠占 3/5，两者均属小肠。空肠、回肠的主要功能是消化和吸收食物。

大肠：大肠为消化道的下段，包括盲肠、阑尾、结肠和直肠 4 个部分。成人大肠全长 1.5m，起自回肠，全程形似方框，围绕在空肠、回肠的周围。大肠的主要功能是进一步吸收水分和电解质，形成、贮存和排泄粪便。

5. 食管的分段

食管是一截输送食物的管道，全长 25~30cm，上接咽喉，下连胃，根据走行，分颈段食管和胸段食管，其中胸段又分上、中、下 3 段。喉一般在距门齿（中切牙）15cm 的位置，食管和胃交接的地方被称为贲门，一般在距门齿 40cm 的地方，所以胃镜下距门齿 15~40cm 之间的病变，就是食管病变，对于不同身高的人，喉和贲门的距离可能会有所差异，但差异一般都在 3~5cm 以内。针对颈段和胸上段食管癌，通过胃镜测量喉入口距离食管癌病变上缘的距离，评估病变以上正常食管的范围，对于能否选择手术治疗十分重要。

为了便于理解，我们不妨通过示意图学习一下食管的分段。距离门齿 15~20cm 是颈段食管，距门齿 20~25cm 是胸上段食管，25~30cm 是胸中段食管，30~40cm 是胸下段食管（见图 2）。那么对于跨段分布的食管癌，比如距门齿 19~23cm 可见食管病灶，该如何界定是哪段的食管癌呢？我们可能会想当然地说这是颈+胸段的食管癌，但学术界对于食管癌病变部位的界定并不是这样简单粗暴，在多年来的临床实践中，医生们不断探索，经过无数次争论和变更。比如第七版的食管癌分期以病变上缘为界定标准，最新的第八版的分期又改回了第六版时规定的以肿瘤中心为判断标准，19~23cm 的中心是 21cm，也就是说，距门齿 19~23cm 可见食管病灶，这属于胸上段食管癌。但本书作者还是更倾向以病变上缘为界定标准的分类方法，毕竟喉入口距离病变上缘若在 5cm 以内的话，是不推

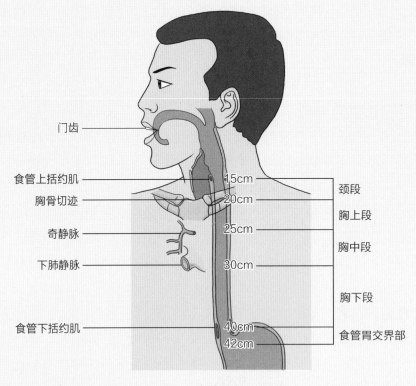

图 2　食管的分段

荐手术的，换言之，颈段食管癌是不推荐手术的。若病变上缘在胸上段的范围内，仅从位置角度看，是推荐进行手术治疗的。

6. 食管壁的分层

食管癌是起源于黏膜上皮层的恶性肿瘤，除向上下蔓延生长以外，也容易通过食管壁由内向外浸润性生长。要了解食管癌生长过程中如何浸润，就必须先了解正常食管的结构。作为一个空腔器官，食管管壁分为 4 层，包括黏膜层、黏膜下层、肌肉层和外膜层。其中，黏膜又可分为 4 层：黏膜上皮层、黏膜基底层、黏膜固有层和黏膜肌层。食管的黏膜下层由厚而疏松的结缔组织组成，内含丰富的血管网和淋巴管网，是食管癌一旦侵及黏膜下层便容易出现血行和淋巴转移的重要理论基础。肌层的纤维通常排列成内环和外纵两层。不同于胃肠道，食管没有浆膜，肌肉层之外仅有外膜。外膜由疏松的纤维组织组成，包含大血管、淋巴管以及与食管周围器官相连的神经。见图 3。

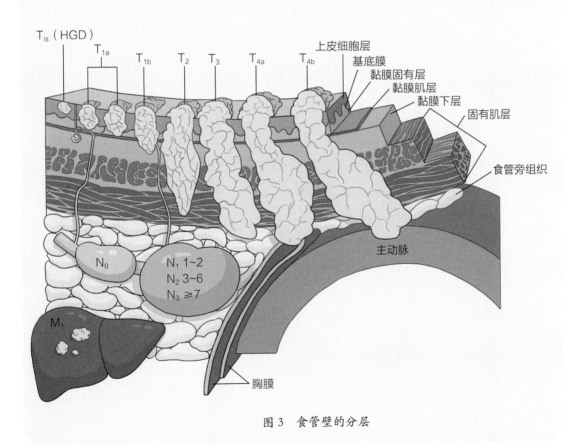

图 3 食管壁的分层

食管癌都起源于黏膜层，然后向外浸润性生长。因此，局限于黏膜内的食管癌一般被称为早早期食管癌，是有机会做内镜下切除的。而能否手术，一方面取决于病变深度，另一方面要看病变范围。所谓的内镜下切除，就是切除病变的黏膜和部分黏膜下组织，试想，如果面积过大，切除所带来的损伤也是极大的。哪种程度的食管癌可以手术治疗，这个就需要内镜医生好好评估了，往往需要通过碘染的放大胃镜评估病变范围，且用超声内镜来评估病变的浸润层次。

（李少雷）

二、食管癌的发病原因

1. 食管癌的发病原因是什么

肿瘤是机体组织细胞在内外有害因素的长期作用下，在基因水平上失去对生长的正常调控，发生过度增生及异常分化形成的，在临床上常以肿块的形式出现。肿瘤一旦形成，尤其恶性肿瘤，即具备生长自主性，生长相对不受机体限制，生长旺盛，且具有侵袭性和转移性，能对机体造成危害。失控后细胞代谢异常，失去分化成熟的能力，因此具有各种异常的形态。

食管癌也不例外，食管的运动能力非常强，食物入口后，很快会通过食管的运动被运送至胃内，即便是很粗糙、没有经过充分咀嚼的食物也会被"照单全收"，迅速通过食管。然而，在食物长期粗、硬、烫的刺激下，食管黏膜极易受损，细胞增生，在基因水平发生变异，不受机体调控，严重者发展成食管癌。食管黏膜活检后，病理报告上的不典型增生和上皮内瘤变等都是食管癌的癌前病变。

黏膜层是食管腔内最表面的一层，和食物直接接触，因此食管癌都起源于黏膜层。早期的食管癌面积很小，纵深也局限在黏膜层内，可以不引起任何不适症状，即使被发现，也往往是通过偶然的胃镜检查。随着病程深入，食管癌逐渐呈现浸润性生长，向各个方向进行蔓延，可引起食管环周病变或浸润性溃疡病变，向内可引起进食梗阻，向外可侵犯周围的组织结构，一旦肿瘤进入黏膜下层，就有可能出现区域淋巴结的转移，甚至出现血行的远端转移，比如转移至肝脏、肺、骨、脑等，威胁患者生命。

2. 食管鳞癌的发病原因是什么

食管鳞癌的病因较为复杂，一般认为与不良饮食习惯（食用过烫和粗糙的食物，进食过快）、不良的饮食卫生、过量摄入亚硝酸类化合物、长期吸烟饮酒相关。此外，食管癌的发病和遗传也有一定的关系。

不良的饮食习惯：当我们进食时，食物仅经过快速的咀嚼，与唾液搅拌后即迅速通过食管进入胃。所以食物的性状，能够直接刺激食管，酸甜苦辣、冷硬热烫，你的味蕾有多酸爽，口感有多脆弹，食管所受刺激就有多大，由于食管黏膜并无感觉神经分布，这种刺激往往还不为你所知。这可能是导致食管癌的重要原因。长期过烫饮食可造成食管黏膜的损伤和局部炎症，黏膜上皮在反复的损伤 - 修复过程中可能出现癌变，这是食管癌最主要的促发因素。

不良的饮食卫生：主要是进食容易变质的食物。中华民族向来有勤俭节约的优良传统。然而，在一些经济相对落后的地区，食物没有好的储存环境，容易变质，比如隔夜的剩饭菜发生霉变，而霉变食物中的黄曲霉菌、镰刀菌等真菌不仅能将食物中的硝酸盐还原成亚硝酸盐，促进亚硝胺等致癌物的合成，还能与亚硝胺协同致癌。

亚硝酸盐：亚硝酸盐是亚硝胺类化合物的前体物质，而亚硝胺类化合物是导致食管癌的重要因素。在食管癌高发区，粮食和饮水中的亚硝酸盐含量明显高于其他地区，与当地食管癌和食管上皮重度不典型增生的患病率呈现正相关。亚硝酸盐是一种常用的食品添加剂，常添加于肉类食品和其他腌制食物中。作为肉制品护色剂，可与肉品中的肌红蛋白反应生成玫瑰色亚硝基肌红蛋白，增加肉的色泽，还可以增进肉的风味，并起到防腐剂的作用，防止肉毒梭菌的生长，延长肉制品的货架期。腌制食物中的亚硝酸盐含量往往较高，长期食用腌制食物导致亚硝酸盐摄取过量与食管癌发病明显相关。吃红肉、脂肪和加工过的食物比吃纤维、新鲜水果和蔬菜更容易得食管癌。

吸烟和饮酒：我国食管癌的组织学类型主要为鳞癌，吸烟和重度饮酒是引起食管鳞癌的重要因素，吸烟者发生食管鳞癌的风险较不吸烟者增加 3~8 倍，长期大量饮酒者发生食管鳞癌的风险较不饮酒者增加 7~50 倍。男性罹患食管癌的概率明显高于女性，可能与男性中吸烟和长期大量饮酒比率较高有一定的关系。

遗传：食管癌的发病有一定的家族聚集倾向，除了和家族成员的饮食习惯相似有关，和遗传也有一定的关系。在食管癌高发区，家族连续三代或三代以上出现食管癌患者的情况屡见不鲜。调查发现，在我国山西、山东、河南等省份，有阳性家族史的食管癌患者约占 1/4~1/2，高发区内阳性家族史的比例以父系最高，母系次之，旁系最低。由高发区移居低发区的移民，即使在百余年以后，其发病率也相对较高。居住环境也影响食管癌的发病，已发现，高发区内与家族共同生活 20 年以上的食管癌患者占 1/2。遗传和环境等因素对食管癌发病的影响可能是分子水平上的变化，已发现，在某些癌症高发家族中，常有抑癌基因失活，如 *P53* 的点突变或杂合性丢失，在这类人群中，如有后天因素引起另一条等位基因的突变，则会造成癌基因的异常表达而形成癌肿。近年来的资料显示，食管癌患者中确实存在癌基因和抑癌基因的突变。

3. 食管腺癌的发病原因是什么

对于食管腺癌来说，胃食管反流病（gastroesophageal reflux disease，GERD）和肥胖是主要的危险因素，常发生在 Barrett 食管的基础上。Barrett 食管是指食管下段的复层鳞状上皮被类似于胃肠道的单层柱状上皮所替代的一种病理表现。肥胖等原因常引起贲门括约肌松弛，导致胃液向食管反流，刺激食管下段的鳞状细胞黏膜，出现溃疡损伤，炎症修复，逐渐被腺细胞侵蚀占据，出现腺上皮化生，这种腺上皮替代鳞状上皮的改变最远可以出现在贲门以上 5cm。历经 Barrett 食管 - 不典型增生（低级别，高级别）等阶段，少部分可逐渐发展成食管下段的腺癌。这就是食管腺癌的发生原理。因而，胃食管反流病和肥胖常是食管腺癌的危险因素和病因。

4. 胃食管反流病是怎么回事

胃食管反流病（GERD）在食管腺癌的发病机制中有重要作用。因此，我们需要对此病有较为深入的认识。胃食管反流病是一种常见的消化系统疾病，是指由于胃内容物反流而引起的不适症状或并发症，简单来说就是胃里的酸性液体反流到食管，引起食管黏膜病变。在健康状态下，胃和食管之间有一道负责看守的肌肉单向闸门，被称为贲门括约肌，它允许食管内的食物和水流入胃内，同时阻止胃内容物倒流回食管。如果贲门括约肌无力，或食管和胃交界处正常的抗反流机制不能完全发挥其功能，就会导致胃食管反流病（如图 4）。胃食管

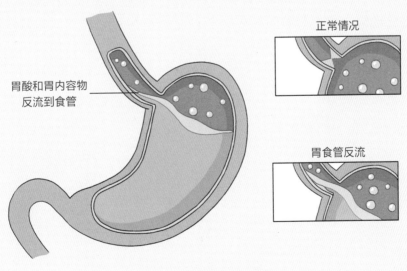

正常情况

胃酸和胃内容物
反流到食管

胃食管反流

图 4 胃食管反流的形成

反流病的特征就是胃酸有规律地从胃反流入食管，内镜下常常表现为食管炎，常见症状有反酸、烧心、疼痛和咽下困难等。在某些病例中，若不及时控制食管炎症，食管、咽喉、牙齿、肺等器官都可能受到牵连，还可能引发一些严重的并发症，如食管狭窄、溃疡、出血、Barrett 食管、喉炎、哮喘等。

5. 什么是食管癌的癌前病变

在食管疾病的病理变化中，有一部分与食管癌的形成有一定关系，称为癌前病变。食管癌癌前病变的发生可能与遗传、饮食中硝酸盐和亚硝酸盐含量较高、喜欢热饮、常食霉变食物、烟酒刺激等因素有关。

食管癌癌前病变有：食管炎症、食管鳞状细胞乳头状瘤、食管溃疡、食管黏膜白斑、食管瘢痕狭窄、贲门失弛症、Barrett 食管。其中，食管炎症、食管溃疡、Barrett 食管可有反酸、胃烧灼感、咽下疼痛等症状；食管瘢痕狭窄、贲门失弛症可有咽下不畅、咽下梗阻感和食物反流症状；食管鳞状细胞乳头状瘤和食管黏膜白斑通常无症状。

想要发现、诊断食管癌癌前病变，首选胃镜检查，有检查禁忌者，食管溃疡、食管瘢痕狭窄、贲门失弛症、食管鳞状细胞乳头状瘤可行钡剂造影检查。

食管炎症、食管溃疡可用药物治疗。Barrett 食管、食管鳞状细胞乳头状瘤、食管黏膜白斑和贲门失弛症需内镜下治疗。非手术治疗无效的 Barrett 食管、贲门失弛症需外科手术治疗。

减少或预防食管癌癌前病变的发生可从以下几点入手：改善饮水条件，减少饮用水中的硝酸盐和亚硝酸盐的含量；不吃发霉变质的食物；少吃咸菜、酸菜，多吃鲜菜水果；戒烟或不饮烈性酒。

（李少雷　张善渊）

三、食管癌的症状

1. **食管癌的常见症状有哪些**

早期的食管癌几乎是没有任何症状的，往往是在偶然的胃镜检查中被发现。当出现相关症状时，往往提示食管癌已属于中晚期。食管癌的症状与疾病的进程和分期有很大的关联性，常见的症状包括进行性吞咽困难、体重下降和疼痛。

当出现吞咽哽噎、吞咽异物感、胸骨后疼痛、进行性吞咽困难、明显消瘦等症状时，应及时就医。

2. **进行性吞咽困难和体重下降**

进行性吞咽困难是食管癌最为典型的症状，是由肿瘤逐渐长大，阻塞管腔，食物通过受阻引起的。通常，管腔阻塞在一半以内，是很难出现能被我们感知的吞咽症状的。食管内长了肿瘤，首先影响的当然是食物的下咽，伴随着肿瘤长大而出现的进行性吞咽困难成了绝大多数食管癌起病的首发症状，早期食管癌肿瘤体积较小，不易被察觉，一般经偶然的胃镜检查才被发现。所以，当出现症状再去医院就诊时，食管癌往往至少已属中期了。吞咽困难起初是进食固体食物哽噎，症状首次出现后可不连续出现，隔数日或数月后再度出现，后逐渐加重，严重者饮水都会出现困难，进食量将随之减少，且伴随有明显的体重下降。

3. **疼痛**

除吞咽困难和体重下降外，有些患者会出现一些不是很特异的症状，比如吞咽时的胸部烧灼感或针刺样疼痛感，咽部异物感（有些咽炎也有这样的症状），此类症状时轻时重，进食粗糙的食物或过热的食物加重，有的时候又能缓解，特别是嗜酒的人，往往会忽视这些症状。这些症状也是因食管癌而起的。疼痛也是中晚期食管癌的常见症状，疼痛部位常位于胸骨后或肩胛区，表现为持续性、严重疼痛，常需要服用止疼药。

4. 少见症状

比较少见的食管癌伴随症状包括出血、声音嘶哑、咳嗽、肺炎等。少部分食管癌在病程中因为肿瘤破溃出血，可引起呕血或黑便等上消化道出血表现。声音嘶哑通常与喉返神经受侵麻痹有关。若肿瘤侵犯气管或肺，可引起刺激性咳嗽，甚至出现食管气管瘘，往往引起剧烈呛咳和吸入性肺部感染，这属于晚期食管癌的临床表现。

此外，食管腺癌的发病通常和胃食管反流病相关，慢性的胃酸反流，会反复刺激食管下段的鳞状细胞黏膜，出现溃疡损伤、炎症修复等。所以，虽然反酸、烧心等不是食管癌的直接症状，而是属于胃食管反流病症状，但仍建议有此类症状的患者定期做胃镜检查，以筛查食管癌变的可能性。

5. 吞咽困难的分级

进行性吞咽困难是食管癌最典型的症状。对于不同程度的吞咽困难，常用可进食食物的种类和性状来衡量并简单分级：0 级，能够吞咽固体食物，不用特意关注食物的大小和咀嚼程度，和正常人无异；1 级，能够吞咽固体食物，但食物的大小在 18mm 以下，需经过粗糙的咀嚼；2 级，能够吞咽半固体食物，等同于婴幼儿吃的食物；3 级，只能够吞咽流质饮食；4 级，不能够吞咽流质饮食，甚至唾液。

6. 食物性状的分类

在上文中，我们提到通过可进食食物的种类和性状，可对吞咽困难程度进行简单分级。那么，怎么分辨食物的性状呢？通常，医生主观上会把食物按性状分为四大类：水、流食、半流食、普食。

从水说起。不知从何时开始，"喝热水"成了一剂万能的灵药。胃疼不舒服？喝杯热水吧。"大姨妈"来了肚子痛？喝杯热水吧。感冒发热出大汗？喝杯热水吧。情绪紧张受惊吓？喝杯热水吧……似乎所有疾病都能被一杯热水治愈。水对于人体的重要性当然不言而喻，食管癌带来的进食梗阻，严重者管腔完全堵塞，终末症状就是连水都喝不下去。相反，做了食管癌手术处在恢复期的患者，医生会嘱咐恢复饮食首先从喝水开始。水无色无味，对食管癌患者来说，只要食管没漏没穿孔，喝水都是安全的。食管癌患者如果接受化疗，常用药物顺铂有一定的肾毒性，输注顺铂时要求水化，也就是要输注大量的液体，以保证当天的尿量大于 3 000ml，这种情况下多喝水是非常重要的。

流食，顾名思义，就是流质非固态的食物，呈液体状态，在口腔内能融化为液体，比半流质饮食更易于吞咽和消化。适用于极度衰弱，无力咀嚼食物的重症患者。适宜的流食包括：稠米汤、藕粉、杏仁茶、菠萝麦片粥；蒸蛋羹、蛋花汤、肉汤冲鸡蛋、牛奶冲鸡蛋；奶酪、杏仁豆腐、酸奶、冰淇淋、可可牛奶、牛奶冲藕粉等各种牛奶及奶制品；豆浆、过箩豆汤；各类菜汁、过箩菜汤；鲜果汁、煮果子水、果茶、可吸入果冻；清鸡汤、清肉汤、肝汤等。

进食梗阻的食管癌患者和处于术后恢复期刚开始进食的患者，可通过进流食来满足机体的营养素需要，避免食物种类单一，还要想方设法保证足够的食物量。如果觉得自行配比营养成分全面的流食有困难，可选用医用可供饮用的营养液或冲调后饮用的营养粉，它们就像婴儿食用的全配方奶粉一样，里面含有人体所需的全部营养成分，单靠这个来给身体供能是可以满足能量及营养需求的。

流食又被分为无渣饮食和非无渣饮食，比如牛奶豆浆，含有的颗粒成分是人类肉眼不可见的，就被称为无渣流食；含有米粒的稀粥和不去除果肉的果汁属于非无渣流食。我们也可以把食物中的渣渣理解成纤维素，纤维素能预防便秘，所以如果条件许可，患者可以进食，有渣流食也是必备的。

半流食介于流食和普通固态食物之间，是一种比较稀软烂、易消化、易咀嚼、含粗纤维少、无强烈刺激的呈半流质状态的食物，半流食适用于发热、咀嚼吞咽困难及急性消化道炎症，手术前后以及病情危重的患者。适宜的半流质食物有：肉末粥、碎菜粥、蛋花粥、面条汤、面片汤、馄饨、面包；蒸蛋羹、蛋花汤、卧鸡蛋；嫩豆腐、豆腐脑；果汁、果泥、果冻；西瓜、熟香蕉；菜泥、菜汁、嫩碎菜叶；各种肉汤、肉末、鱼片等。

食管癌患者如果吃半流食尚不费力的话，说明梗阻还没有达到严重地步，术后恢复期的食管癌患者，一般在能进食半流食之前，就已经满足出院指征。

普通饮食的范围相当广阔，一切能够食用可以下咽的食物，都是普通食物。介于半流食和普食的一种状态，我们可以称之为软食，有些时候，医生会交代患者，多进一些好消化的软食，是建议不要吃过硬过粗糙的食物，比如不要去吃牛排、牛筋、猪蹄、花生米、烤大饼、爆米花之类的较硬食物，与之相对应的，可以吃一些皮蛋瘦肉粥、老酸奶、馄饨、面条等软食。

7. **晚期食管癌患者和术后患者常面临的进食问题**

因为肿瘤或手术引起食管本身的机械蠕动功能下降甚至消失，导致管壁僵硬，内壁不规整，不建议食管癌患者吃肉眼可见纤维十分丰富的蔬菜，因为菜叶很容易咀嚼不完全，会附在食管壁上难以下咽。食管癌患者如果能恢复到进行普通饮食，建议细嚼慢咽，让食物在充分咀嚼后变成软食，同时建议少食多餐，以减少对肿瘤的刺激，或避免过量进食增加消化道重建术后患者的肠道负担。

虽然食管癌最突出的症状是进食梗阻，但我们的治疗目标并不是恢复完全正常的饮食，主要治疗方案都是围绕着延长寿命这个目标开展的，所以没有必要追求完全正常的饮食，能满足身体的能量需要保证合适的体重不下降就可以了，根治肿瘤才是应该抓住的主要矛盾。

食管癌患者手术做了消化道重建，胃也被切除了一半甚至更多，做成细管状胃被上提至胸腔甚至颈部，储存食物的功能消耗殆尽，可能吃一点就会觉得饱胀，没过一会儿却又饿了。贲门也被切除，患者会伴随不同程度的反流性食管炎，通常表现为反酸、烧心，甚至咳嗽。所以食管癌手术以后，患者需要对自身饮食习惯做出很大调整，应坚持"细嚼慢咽，少食多餐"的进食原则，进食后避免平躺，睡前1~2小时内避免进食及大量饮水。

此外，还要经常服用一些治疗胃溃疡的抑酸药和黏膜保护药。服用抑酸药不仅可以治疗胃溃疡，还能缓解咳嗽，这是因为反酸会导致喉咙发痒易咳嗽，如夜里反酸，还容易引起误吸，导致吸入性肺炎，这个时候服用一些强效抑酸药往往会有奇效，药店可以轻松买到的质子泵抑制剂抑酸效果是非常好的，比如奥美拉唑。为减少反流所带来的食管炎症和误吸，还可以口服中和胃酸的达喜（铝碳酸镁片）、修复黏膜的康复新口服液、胃肠动力药多潘立酮和莫沙必利等。

8. **食管癌患者如何科学饮食**

为更好地治疗疾病，开展康复，食管癌患者应及时调整自己的饮食习惯，选择适宜的食材，科学饮食，调理身心，积极配合医生。可从以下几点入手调整饮食：

饮食宜清淡，不偏食，多食用富含维生素、微量元素及纤维素类食品，如新鲜的蔬菜、水果、菌类、海产品等。因肉中脂肪含量高，吃肉不要过多，适量即可。可以多吃些鱼、虾，以满足机体对蛋白质的需求。

发霉的米、面、花生等食物中含有致癌的黄曲霉素，一旦发现，应弃之不吃。做米饭、煮粥之前，要把米淘洗干净，以减少霉变对身体的损害。这也是预防食管癌饮食方法之一。咸菜、咸肉等食物中含有致癌物质亚硝酸盐，应少吃。熏烤的鱼、肉、香肠等食物中含有致癌的烟焦油，应少吃。不要图便宜，买不新鲜或腐烂的蔬菜和水果等。

早期食管癌患者在饮食上应利用胃肠道的最大消化吸收能力，尽可能多地补充营养成分，使身体强壮起来。多吃新鲜的食物，充分补充蛋白质、维生素、脂肪等。

食管癌患者当出现吞咽困难时，应该改为流质食品，细嚼慢咽，少食多餐，强行进食也会刺激癌细胞扩散、转移，引起出血、疼痛等。食管癌患者出现恶病质时，应该多补充蛋白质，如牛奶、鸡蛋、瘦肉、各种水果等。食管癌患者出现完全性梗阻现象时，则应该采用静脉补液、胃造瘘手术，以便给予高营养食物来维持生命。靠半流质和流质饮食维持生命的食管癌患者，在进食时，特别要注意避免进冷食或放置过久的食物。

手术的患者恢复到可以进食后，应选择流质，富含锌、钙的食物，如牛奶、骨头汤、鸡汤等；如果进食顺利，则应当选择全营养饮食，如鸡汤、鸭汤、肉汤、米粥加胡萝卜汁、菠菜汁，银耳粥等。两周后，患者可以改为半流质饮食和软饭等。

9. 食管癌患者在饮食上要注意什么

食管癌患者的突出症状是吞咽困难，这也是食管癌患者在饮食方面的严重问题。大多数食管癌患者的吞咽困难是逐步发生的，并呈进行性加重。开始时患者仅在进干燥食物时有哽噎感，逐步加重，甚至发展到进软食、半流食都有困难，最终出现喝水、进食均完全困难，使患者的营养状况越来越差，最后导致恶病质。由此可见，摄食困难是食管癌患者的一个十分严重的问题。

对于已确诊的早、中期食管癌患者，应抓紧时机，趁患者还能顺利进食，全面地给患者增加营养，提供含有高蛋白和高维生素的软食或半流食，尽可能利用其胃肠道的吸收功能多补充营养，使患者有一个较好的身体状况。

为了使化疗能顺利进行，在药物治疗的同时，应配合丰富的营养食物，以提高人体对抗癌药物不良反应的耐受性。化疗时，患者饮食应以高热量、高蛋白为主，如鸡、鸭、鱼、虾、瘦肉、鸡蛋等，这样才能起到辅助治疗作用。饮食要多样化，注意膳食搭配，以期各种营养成分相互补充，提高机体免疫力。化疗期间禁忌抽烟及饮酒。化疗患者的主食可根据饮食习惯、口味，选食包子、饺子、馄饨、面条等，胃口差的患者可少食多餐。

与其他肿瘤患者不同的是，食管癌患者不是食欲缺乏，而是吞咽困难、不能进食，造成机体的消耗，所以应尽量多吃一些能进入食管的饮食，例如半流食和全流食，注重半流食和全流食的质量，不要限制热量，要做到营养丰富，饭菜细软，容易消化和吸收，必要时可做匀浆膳、要素膳及混合奶等饮食。匀浆饮食是将正常人的饮食去刺和去骨后，用高速组织捣碎机搅成糊状，所含的营养成分与正常饮食相似，但在体外已粉碎，极易消化和吸收，可避免长期单一饮食，并可预防便秘。

（李少雷）

四、食管癌的预防和早期筛查

1. **食管癌可以预防吗**

针对高危人群，食管癌是可以预防的。最重要的就是要有健康的饮食习惯，吃东西最好细嚼慢咽，不要过快进食，避免食用过烫或比较粗糙的食物，少吃腌制食物，过夜的食物一般需要冷藏。餐饮卫生也很重要，避免多人同食一盘菜，这是因为每个人口腔的细菌经过筷子污染食物，很容易引起未食用完的食物变质，也容易导致病原体的交叉感染。胃食管反流病是引起下段食管癌的高危因素，其形成的 Barrett 食管是癌前病变，所以有反流病的人要特别警惕食管癌的发生，最好每年都能做胃镜检查。此外，对一些存在食管癌家族史、存在慢性食管炎或食管上皮增生的高危人群，应该定期进行早癌筛查，完善食管细胞学或胃镜等相关的检查。通过这些方法，可以在一定程度上预防食管癌，降低发病率并提高早期检出率。

2. **防癌食物靠谱吗**

很多人认为，食管癌是吃出来的病，就想当然觉得一定也有些食物是可以预防食管癌的发生的。科学的解释是，没有哪种特定的食物能够防止癌症发生。患癌的因素太复杂了，目前的医学水平甚至连冰山一角都没有认识到，遑论防癌食物。如果非要列举食管癌的预防食物的话，那么软硬口感适中，营养均衡的食品似乎是最佳选择。从另一个角度讲，除了健康的饮食习惯外，食管癌的确没什么直接有效的预防手段。在现代医学认识尚很局限的当下，早癌筛查非常重要。

虽然不能明确罗列出效果明确的防癌食物，不过合理健康的饮食和生活习惯却可以帮助我们拥有更好的体魄来抵御疾病的发生，比如食物多样化可以帮我们获得均衡的营养，植物性食物能够提供人体所需的碳水化合物、维生素、膳食纤维等成分，是人们生活中必不可少的食物之一。除此之外，人体还需摄入丰富的蛋白质成分，在保证多食用多样蔬菜、水果的前提下，还应搭配一些鱼、肉类食物，使饮食结构尽量多样化。流行病学调查研究发现，长寿老人大多都喜好吃大量的蔬菜水果，肉类摄入比较少。当然，我们并不是提倡大家都当素食主义者，必要的肉类摄入能补充人体必需的氨基酸，这也是蔬菜水果替代不了的。另外，长寿老人大多都有一个比较缓慢、平和的心态，遇事急躁的人较容易罹患各种器质性疾病，癌症和心血管疾病作为人类的两大死因，首当其冲。癌症发生后，取决于癌症所在的器官，早期的没有影响到器官功能的癌症往往是我们主观难以察觉的，所以这里必须强调体检的重要性。

3. 食管癌的三级预防

一级预防：主要是避免一些高危因素，如吸烟和重度饮酒，防霉、降低饮食中亚硝胺含量，改变不良饮食生活习惯和改良水质，改善营养卫生。养成良好的饮食和生活方式：不吸烟，已吸烟人群建议戒烟；少量饮酒或不饮酒；进食不要过热或过快；平衡膳食，多食用新鲜水果蔬菜；增强运动，保持健康体重。

二级预防：对高发区高危人群进行食管癌筛查，可以早期发现食管癌或癌前病变，起到早诊早治和预防的作用。对高危人群的筛查是防治食管癌的重点。食管癌的高危人群包括居住生活在食管癌高发区、年龄在 45 岁以上、直系亲属有食管癌或消化道恶性肿瘤病史或其他恶性肿瘤病史、有食管癌的癌前疾病或癌前病变人群。

三级预防：对食管癌患者进行积极有效的治疗，以改善生存质量，延长生存期。见图 5。

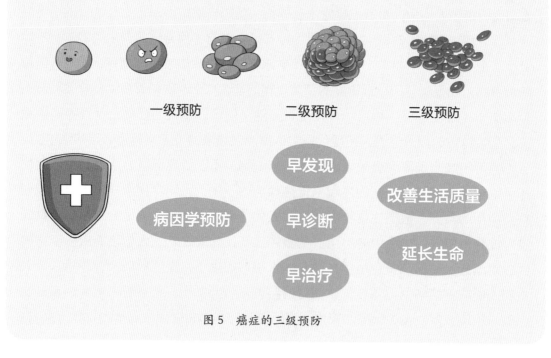

图 5　癌症的三级预防

4. 预防食管癌，从保护食管开始

避免高温食物或饮料烫伤食管：研究发现，喜食热汤、热粥，有喝热茶、热咖啡习惯的人群，其食管癌发生的风险是普通人群的 4 倍，可能与这些习惯引起的食管慢性热损伤有关。

养成良好的咀嚼习惯：一定要做到细嚼慢咽。细嚼，有利于食物与唾液充分混合，形成光滑的食团；慢咽，可使食团得到食管分泌的黏液润滑，顺利转移到胃，减少对食管的摩擦。

食物选择也很重要：应注意多吃蔬菜、水果、谷类，尽量少吃动物脂肪和内脏，减少食盐摄入量，少吃或不吃腌制食品，如腌肉、酸菜、泡菜等。

戒烟忌酒：烟、酒进入食管，易诱发胃食管反流，另外，烟、酒还可减弱食管清除酸的能力和上皮的保护功能，久而久之可形成食管炎，增加患食管癌的风险。

合理用药：常用的解痉药物，如阿托品、654-2、颠茄片等进入食管也会诱发胃食管反流，增加患食管炎的风险；另外一些药物，如四环素、阿莫西林、氯化钾、去痛片等，如服用方法不当，亦可损伤食管，增加患食管癌的风险。

5. 食管癌患者有必要做基因检测吗

有些癌症会遗传，或者说，如果有家族三代以内的至亲患癌，本人再患癌的概率会增加，但遗传因素在食管癌的发病原因中仅占很少的部分，即所谓的遗传易感性。现在，有越来越多的基因被证实和癌症相关，肺腺癌和 *EGFR*、*ALK* 基因突变相关，乳腺癌和 *Brca-1*、*Brca-2* 基因突变相关，恶性黑色素瘤和 *KIT*、*BRAFV600* 基因突变相关等，不胜枚举，且针对这些基因突变，目前已研发上市了一些靶向药物，整体有效性在 80% 以上，远高于化疗的 40%。癌症的基因检测目前已经趋于成熟，20 世纪 80 年代，人类提出了基因组计划，90 年代开始付诸实施，2000 年，人类宣布完成全基因组测序，这个曾花费数万亿金钱的生命工程终于完成了，而仅仅又过了十来年，如今，做一个人体的全基因组测序，所需花费仅在万元水平了，未来的成本还会更低。2013 年，著名的好莱坞影星安吉丽娜·朱莉就是因为做了癌症基因检测，发现自己携带 *Brca-1* 基因突变，导致她未来罹患乳腺癌的概率是 87%，所以她预防性地切除了乳房，将患癌概率降到5%，并在纽约时报上刊文"My Medical Choice"，引起强烈反响。所以，在血液基因检测日趋成熟的今天，做基因体检是有必要的。如果已经不幸患上癌症，并且癌症是由于某特定基因改变导致的，我们有理由相信，在未来，针对基因的精准治疗是可能实现彻底治愈的。

目前，我们尚未发现罹患食管癌确切的遗传易感性基因改变。对于后天的体细胞基因突变，我国大部分的食管癌是鳞状细胞癌，通常是多基因驱动导致的，目前尚无有针对性的靶向药物能起到较好的治疗效果。所以，仅就目前的医学水平，并不推荐食管癌患者常规进行基因检测。

6. 食管癌的早期筛查怎么做

自 20 世纪 50 年代以来，食管癌的筛查和早期诊治一直受到卫生部门的重视。早期使用的食管拉网细胞学检查和上消化道钡餐等筛查方法因诊断效能及接受度等问题，已基本被淘汰。目前，最常用的有效筛查方法是内镜下食管黏膜碘染色加活检。内镜筛查和对癌前病变的早期干预均可以显著降低食管癌的发生率和死亡率。

国际上尚无统一的食管癌早诊筛查指南或规范，我国的经验支持在食管癌高发区对高危人群进行筛查。原卫生部《食管癌规范化诊治指南》建议对食管癌高危人群（40 岁以上、来自食管癌高发地区、有食管癌或胃癌家族史、长期喜欢吃烫食或腌制食物等不良饮食习惯者）进行筛查，建议每年做一次胃镜检查（见图 6）。内镜检查和活检是诊断早期食管癌的金标准，内镜下可以直观地观察食管黏膜的改变，评估癌肿的状态，拍摄或录制病变的影像资料，并可以通过染色放大等方法评估病灶的性质、部位和范围，一步到位地完成筛查和早期的诊断，内镜检查下的所见可以作为临床诊断，但是仍然需要做病理活检，有时候可能出现没取到病理的情况，如果内镜医生或临床医生不放心，仍然怀疑食管恶变，需要反复多次取活检，避免漏诊。内镜下食管黏膜碘染色加指示性活检这种组合操作技术，已经成为我国现阶段最实用有效的筛查方法。此外，实验室检查、贫血程度和癌胚抗原的检查也是必要的，还需要做腹部 B 超和胸部 CT，评判有没有肝脏和区域淋巴结的转移。

对于单纯的 Barrett 食管，推荐 3~5 年内再次复查胃镜；可疑有不典型增生的话，推荐质子泵抑制剂这一类的抑酸药治疗，并且需要再次复查胃镜用以确定；对于低级别的不典型增生，推荐选择内镜下根除治疗，但 1 年内再次复查内镜监测也是可接受的策略；对于高级别的不典型增生和黏膜内癌，推荐内镜下切除治疗。45 岁以上男性，肥胖且伴有慢性反流疾病，属于食管腺癌的高风险人群，也推荐定期做内镜筛查。

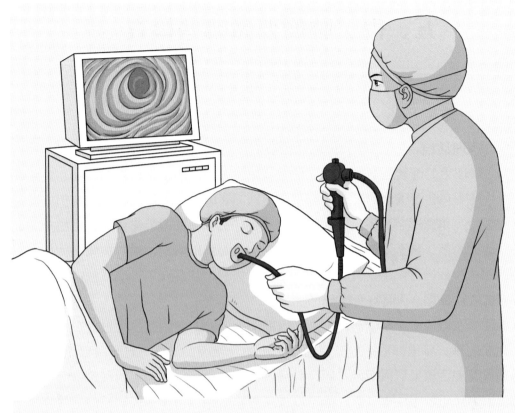

图 6　胃镜检查

新的内镜技术如窄带成像技术、共聚焦激光显微镜技术等在食管癌早期筛查中的应用仍处于评估阶段。由于食管癌缺乏敏感性和特异性的血清肿瘤标志物，目前尚缺乏无创的早期筛查手段。

（李少雷）

五、得了肿瘤要做哪些检查

1. 病理活检

病理上的确诊是病理科医生根据显微镜下细胞的形态做出的判断，几乎是所有肿瘤确诊的唯一标准和金标准。有时候，肿瘤细胞伪装得很好或分化得很差，单凭形态，不足以让医生辨别是什么癌，这时就需要做免疫组化的染色来辅助判断，其基本原理是肿瘤会分泌一些特殊的蛋白，通过抗原抗体相互结合的原理，我们可以用事先合成的人工抗体去识别这些蛋白，形成被染色标记的抗原抗体复合物，从而鉴别特定的肿瘤。

病理涉及取活检，属于有创检查，因而病理活检的原则就是付出最少的代价做最重要的事，哪里好取活检就取哪里，比如食管癌、胃癌一定会做胃镜活检，大肠癌做肠镜活检就可以明确诊断，肺癌就没那么幸运了，需要做气管镜，中心型肺癌因为位于较粗的支气管，尚可以被气管镜看到，位于外周的肺癌，气管镜无法看到，自然没法活检，需要做 CT 引导下的穿刺活检。有时候，晚期的肿瘤，转移灶比原发灶更容易取到活检，比如颈部、锁骨上淋巴结的穿刺活检或切取活检更简便易行，应作为首选。肝癌、乳腺癌、前列腺癌、胰腺癌、甲状腺癌、白血病、淋巴瘤等，都是比较容易进行活检的癌种。

一些早期的肿瘤，确诊后需要接受手术治疗切除，会省去穿刺活检这一步，直接手术切除，活检和治疗一体化。当然，直接手术的肿瘤患者，需要承担切除后发现是良性病的风险，本来良性病可以不做手术，却因为想要省略穿刺活检步骤而多挨了一刀。对于需要接受化疗、放疗、靶向治疗或者免疫治疗的患者，病理上的确诊是进行这些治疗的根本和依据。

2. 分期检查

是否会出现转移，是良性肿瘤和恶性肿瘤在生物学行为上区别最大的特征。所以，在确诊恶性肿瘤后，一定要做全身的分期检查，评判肿瘤是否已经出现转移，转移到了什么程度，累及多少器官，转移灶的数量和大小等，这些都需要对相应的器官进行扫描。

全身正电子发射成像／计算机断层扫描成像（positron emission tomography/ computed tomography，PET/CT）是目前识别转移灶最敏感的检查之一，基本上敏感性能达到90%以上，也就是说，转移灶有超过90%的概率被识别出来，但它的特异性并不高，只有70%左右，也就是说，它识别出来的病灶，不一定都是恶性，有30%左右的假阳性。本着"宁可错杀一百，不可放过一个"的原则，我们当然希望检查的敏感性越高越好。PET/CT的基本原理是基于肿瘤都是增生活跃的，一定会对能量的摄取比较高，那么我们就给体内注射被核素标记的葡糖醛酸，肿瘤增殖需要摄取更多的能量，自然就会摄取更多的葡糖醛酸，从而在CT扫描下呈现出热区图像，而且这个指标可以被量化，标准化摄取值（standard uptake value，SUV）反映肿瘤的代谢活跃程度，SUV值越高，恶性的可能越大，其恶性程度也越高，一般用最大标准化摄取值（SUV_{max}）反映肿瘤的代谢活跃程度。

理论上，恶性肿瘤可以通过血循环转移到身体的任何一个部位，血供丰富的器官首当其冲，比如脑转移、骨转移、肺转移、肝转移等，我们可以分别对相应的器官进行扫描检查明辨是否转移，如做脑增强磁共振（magnetic resonance imaging，MRI）、全身骨扫描、胸部CT、腹部超声等。鉴于腹部的内脏比较多，很多时候做个腹部的增强CT来筛查转移，准确性较超声检查要高上不少。

3. 身体评估

罹患恶性肿瘤后，需要接受系统化的治疗，目前常见的治疗方式包括手术、化疗和放疗。当然也有介入治疗、射频治疗、免疫治疗、靶向治疗等，不胜枚举。基本上，这些治疗在有效遏制肿瘤的同时，也会对我们的正常机体细胞带来一定伤害。又或者因为某器官长了肿瘤，导致该器官的功能不健全了，引起身体虚弱。所以在开展抗肿瘤治疗前，虽然做了前面两方面的检查，知道了应该接受怎么样的治疗，但也得我们的身体能耐受才行。就比如说，医生告诉患者，你的病需要做手术，但是我不能给你做手术，因为你的身体太虚弱了，根本挺不过手术过程。

不论做什么样的手术，之前都需要评估患者的心肺功能（生命器官）、肝肾功能（管代谢）、凝血功能（做手术出血不止可不行）、肠胃营养功能（好的营养状况才能有好的体力），等等。如果要做化疗，得有好的体力状况（performance status，PS）评分；做放疗，得考虑照射野周围正常的器官组织是否能耐受射线的无辜损伤。

目前常用的体力状况评分有两种，见表1和表2。

表1　体力状况 ECOG 评分标准 Zubrod-ECOG-WHO（ZPS，5分法）

级别	体力状态
0	活动能力完全正常，与起病前活动能力无任何差异
1	能从事轻体力活动，但不能从事较重的体力活动
2	生活自理，但已丧失工作能力，卧床时间少于一半
3	生活仅能部分自理，日间一半以上时间卧床或坐轮椅
4	卧床不起，生活不能自理
5	死亡

表2　Karnofsky 评分法（KPS，百分法）

分数	体力状态
100	正常，无症状及体征，无疾病证据
90	能正常活动，但有轻微症状及体征
80	勉强可进行正常活动，有某些症状或体征
70	生活可自理，但不能维持正常生活或工作
60	有时需人扶助，但大多数时间可自理，不能从事正常工作
50	需要一定的帮助和护理，以及给予药物治疗
40	生活不能自理，需特别照顾及治疗
30	生活严重不能自理，有住院指征，尚不到病重
20	病重，完全失去自理能力，需住院给予积极支持治疗
10	病危，濒死
0	死亡

一般来说，Karnofsky 评分要求不小于70，PS 评分要求不大于2，才考虑进行化疗等治疗。

（李少雷　宋东东）

六、食管癌常做的检查有哪些

1. 胃镜

我们通常所说的"胃镜"检查，即上消化道内镜检查，上消化道包括口腔、喉、食管、胃及十二指肠等。在我国，几乎所有的食管镜检查，都可以被胃镜检查所涵盖。通过胃镜检查和活检，可以确认食管癌肿瘤的位置，并通过活检进行病理确诊。胃镜一般经口入镜，所以为了评判食管癌上缘的位置，一般会这样描述：距门齿××~××cm 处可见食管黏膜隆起溃疡型病变，环食管2/3 周，管腔明显变窄，镜身勉强通过。也会描述病变下缘距门齿的距离和贲门齿状线（食管和胃交界的地方，一般在距门齿 40cm 处）的情况如何。下段食管癌发病很多都和胃食管反流病以及 Barrett 食管有关，胃内黏膜状况如何，有无溃疡，幽门开合又如何等等都会描述到。也有个别的胃镜是经过鼻腔进入的，会描述经鼻××cm 处可见食管病变，经鼻腔放置胃镜，往往要比经口腔长 2~3cm，知道这一点，对我们判断肿瘤的位置是比较重要的。

2. 早期食管癌的镜下表现是怎样的

凡局限于食管黏膜层及黏膜下层的食管癌，称为早期食管癌。虽然早期癌灶比较小，但如果仔细观察，仍是不会遗漏的。对于这些小病灶，特别是表面光滑、颜色基本正常、类似于良性的病变，活检非常重要。其内镜下的主要特征为局限性充血、浅表糜烂、粗糙不平等黏膜浅表病变，可分为以下 4 型。

（1）充血型：病变黏膜平坦，小片状不规则充血，与正常黏膜界限不清，质脆，触之易出血，管腔壁蠕动正常。

（2）糜烂型：病变黏膜在充血的基础上出现中央轻度凹陷，边界有不规则的点、片状糜烂或浅溃疡。表面附白色或灰白色苔，质脆，触之易出血，管腔尚柔软。该型在食管癌中最常见，约占 45%。

（3）斑块型：病变黏膜变白，表面轻度隆起，粗糙不平，呈橘皮样、颗粒样改变，质脆，触之易出血，较大病灶可伴有浅表糜烂。浸润深度较前两型深，但管壁扩张度正常。

（4）乳头型：病变黏膜不规则增厚，呈乳头样，小结节息肉样隆起，直径<1cm，基底宽，表面充血糜烂，偶有出血。该型少见，占早期食管癌3%左右。

3. 超声内镜

超声内镜是一种特殊的内镜，在镜头的前端含有超声探头，可以通过超声波反射原理观察肿瘤的浸润深度，以便更好地评估T分期。超声波透过食管壁和胃壁，还可以观察食管周围和胃周围有无异常的淋巴结，以便更好地评价食管癌的肿瘤局部分期（T分期）和区域淋巴结有无转移。尤其对于局限于食管黏膜内的肿瘤，是否能做内镜下切除，超声内镜的评估结果至关重要。

4. 纤维支气管镜

对于颈段食管癌和胸中上段食管癌，因食管前方紧邻气管或左主支气管膜部，如果肿瘤存在明显外侵，尤其当患者有明显咳嗽的症状时，需要做支气管镜检查了解有无气管或支气管的侵犯，甚至需要排除食管气管瘘等，一旦肿瘤侵及气管，则被认为是不可切除病变。

5. 胸部增强CT

很多人做了胃镜检查，以为确诊了，就来咨询医生怎么治疗。其实，仅仅有胃镜检查结果，就想制订出全面的治疗方案，肯定是远远不够的，胃镜只能看到食管癌在腔内生长的情况，其浸润深度和生长范围必须由胸部增强CT给出补充判断。位于后纵隔的食管因为毗邻心脏、主动脉和腔静脉，所以必须做增强CT对其加以区分。有些食管癌会侵犯气管，甚至心房或主动脉，这些在增强CT上都会得到很好的显示。连食管床引流区域的淋巴结有无肿大，通过增强CT都能看得清清楚楚，毕竟当食管癌发展到黏膜下层，就有可能出现淋巴结的转移。对于早期食管癌，CT无法看出食管增厚情况，就应该做超声内镜进一步评估，第一看浸润深度，第二看淋巴结转移情况，为治疗方式的选择提供依据。

6. 上消化道钡餐造影

上消化道钡餐造影是肿瘤内科和放疗科不常给患者开具的一项检查，偏偏在食管癌的诊断中有独特而重要的作用。该项检查的目的是了解食管癌的位置和与主动脉弓的关系，食管癌的经典手术方式中提及的弓上或弓下吻合指的就是主动脉弓，低位的食管癌做弓下吻合，高位的则做弓上吻合。近年来，随着手术技术的进步，所有的食管癌都推崇做弓上吻合，尽可能切除更多的食管，降低复发率。在这一背景下，弓的概念被提及的反而越来越少，上消化道钡餐的可应用性也有所降低。然而，近几年，随着医疗技术的进步，经选择的颈段食管癌外科手术可能获益，造影检查评估肿瘤位置的作用仍不容忽视。上消化道钡餐造影还有一个很重要的作用，就是可以通过它很直观地看到胃的形态，这对手术中更好地制作管状胃也很有帮助，所以外科医生独爱。对于一些梗阻很厉害的食管癌，患者喝水都难以下咽，这个时候做钡剂的造影就显得很不合适了，造影剂可以用泛影葡胺或者碘海醇替代。

7. 腹部超声或腹部增强 CT

上腹部的区域也属于食管癌淋巴结的转移区，所以腹部检查一定要做。事实上，一个合格的胸部增强 CT 扫描范围会涵盖下颈部和上腹部区域，此时腹部超声更多的功能是筛查腹腔内肝脏和其他脏器的转移，毕竟食管癌肝转移也是较为常见的远端转移。消化肿瘤内科医生常接触更多的晚期食管癌患者，因此更倾向于做腹部增强 CT，此项检查能更清晰地显示全腹腔脏器及淋巴结情况，也可作为治疗前后肿瘤变化的客观证据。在检查前，很多医生会建议患者喝下发泡剂，使胃内充气，以便显示胃壁和胃周淋巴结。

8. 颈部及双锁骨上淋巴结超声

食管从喉入口开始，也就是距门齿 15cm 开始，有 5cm 的长度属于颈段食管的区域。颈部超声扫描范围涵盖此区域，可以筛查淋巴结的转移。由于食管癌的淋巴结转移非常之常见，此项检查是有必要的。

9. PET/CT 扫描

PET/CT 扫描在肿瘤的分期检查中占有重要地位，是目前筛查肿瘤是否出现远处转移的最为灵敏的一项检查。尽管，食管癌出现多器官的转移并不多见，往往是局部生长和区域淋巴结转移，但由于 PET/CT 扫描对于筛查远隔脏器是否存在转移以及评估淋巴结的转移范围很有优势，对治疗方案的制订有很大参考价值，为尽可能发现转移，提升治疗效果，我们还是推荐患者做该项检查。

此外，PET/CT 扫描还可用于放疗靶区定位、药物治疗评效，具有独特的优势。目前，PET/CT 扫描的费用较高，需要近 1 万元，其中大部分费用医保并不承担，属于部分自费检查。

关于身体方面的评估检查，我们在食管癌的围手术期处理部分再做阐述。

（李少雷　张善渊）

七、食管癌的分期与治疗

1. 食管癌的 TNM 分期系统

目前，肿瘤选择治疗方法的主要依据，就是疾病所处的分期是早期、中期，还是晚期。当然，医学上的划分不会这么笼统，使用最为广泛的是肿瘤 TNM 分期系统。这套系统是国际抗癌联盟（Union for International Cancer Control，UICC）自 1958 年起发表并每隔几年就会修订的恶性肿瘤分期。T 表示原发肿瘤范围，用 $T_1 \sim T_4$ 表示浸润范围的递增，食管癌的 T_1 指的是肿瘤局限在黏膜或黏膜下，T_2 则指肿瘤向外侵犯食管肌肉层，T_3 是肿瘤侵犯食管外膜，T_4 说明肿瘤侵犯了食管毗邻的脏器，如气管、主动脉、脊柱或心脏等。N 表示区域淋巴结情况，没有淋巴结转移是 N_0，$N_1 \sim N_3$ 表示转移程度的递增。M 表示远端转移，一般指的是依靠血行播散转移到别的器官，M_0 是无转移，M_1 是有转移。不同的 TNM 组合，会汇总出一个总的分期，比如 I ~ IV 期，一般我们说的晚期指的是 IV 期，有远端转移，不论 T 和 N 情况如何，只要存在远端转移，就是 IV 期患者。一般说的早期，指的是没有淋巴结转移且没有远端转移，而肿瘤本身又局限在肌肉层以内的 I ~ IIA 期患者，即是 $T_{1 \sim 2}N_0M_0$ 患者，对于此类患者，首选的治疗方法是内镜切除或直接手术治疗。

下面，我们来重点介绍国际抗癌联盟（UICC）和美国癌症联合会（American Joint Committee on Cancer，AJCC）的第 8 版 TNM 分期系统。

根据食管癌的浸润层次，将食管癌的 T 分期界定如下：T_x 为原发肿瘤不能评价；T_{is} 为高级别上皮内瘤变（high-grade dysplasia，HGD）/异型增生；T_{1a} 为侵犯黏膜固有层或黏膜肌层；T_{1b} 为侵犯黏膜下层；T_2 为侵犯食管固有肌层；T_3 为侵犯食管外膜；T_{4a} 为侵犯食管周围组织，胸膜、心包、奇静脉、膈肌、腹膜；T_{4b} 为侵犯动脉、椎体或气管等。

对于 N 分期的界定仍以淋巴结的转移个数为依据：N_x 为区域淋巴结不能评价；N_0 为无淋巴结转移；N_1 为 1~2 枚淋巴结转移；N_2 为 3~6 枚淋巴结转移；N_3 为 7 枚或更多淋巴结转移。

M 分期分为 M_0 和 M_1，分别代表无远端转移和有远端转移。

G 分期代表肿瘤的分化程度，G_x 为分化程度不能评价，G_1 代表高分化，G_2 代表中分化，G_3 代表低分化。

过去，食管切除术后病理分期是肿瘤分期的金标准。今天，由于在中晚期肿瘤患者，新辅助治疗 + 手术取代了单纯食管切除术，病理分期也正在失去其临床相关性。

要达到准确分期，区域淋巴结的数目应该≥15 个。肿瘤部位按照肿瘤中心的位置分段（分上、中、下段，上段 = 颈段 + 胸上段，中段 = 胸中段；下段 = 胸下段 + 腹段）。若肿瘤累及食管胃交界部，肿瘤中心在食管胃交界部食管侧者或在胃侧 2cm 之内者（Siewert 分型Ⅰ型和Ⅱ型），按食管癌分期；肿瘤中心在近端胃 2cm 之外（Siewert 分型Ⅲ型），则按胃癌分期；肿瘤中心虽在近端胃 2cm 之内，但未累及食管胃交界部者，按胃癌分期。基底细胞样鳞状细胞癌、梭形细胞鳞状细胞癌、小细胞癌、大细胞神经内分泌癌及未分化癌按低分化鳞状细胞癌分期。混合有鳞状细胞癌成分的混合型癌（如腺鳞癌）或组织学类型不明确的按鳞状细胞癌分期。

第 8 版分期系统还将腺癌和鳞癌做了不同划分。

2. 食管鳞状细胞癌病理 TNM 分期（pTNM）

在第 8 版 TNM 分期系统中，食管鳞状细胞癌病理分期如下：

0 期仅限于高度不典型增生即 pT_{is}。T_1 期结合 G 分期将Ⅰ期分为 2 组：ⅠA 期（$pT_{1a}N_0M_0G_1$）和ⅠB 期（$pT_{1a}N_0M_0G_{2\sim3}$，$pT_{1b}N_0M_0$ 和 $pT_2N_0M_0G_1$）。下胸段 $pT_2N_0M_0G_{2\sim3}$、$pT_3N_0M_0$ 和中上胸段 $pT_3N_0M_0G_1$ 食管癌均属于ⅡA 期。ⅡB 期包括上胸段食管的 $T_3N_0M_0G_{2\sim3}$ 和 $pT_1N_1M_0$。ⅢA 期包括 $pT_2N_1M_0$ 和 $pT_1N_2M_0$，而 $pT_2N_2M_0$、$pT_3N_{1\sim2}M_0$ 和 $pT_{4a}N_{0\sim1}M_0$ 同属于ⅢB 期。大多数的局部晚期病例与远处转移（M_1）有相似生存期，因此同属Ⅳ期。$pT_{4a}N_2M_0$、$pT_{4b}N_{0\sim2}M_0$ 和 $pT_{any}N_3M_0$ 为ⅣA 期。远端转移（M_1）为 pStage ⅣB。

3. 食管腺癌病理 TNM 分期（pTNM）

在第 8 版 TNM 分期系统中，食管腺癌病理分期如下：

病理 0 分期限定为高度不典型增生（pT_{is}）。T_1 亚型结合 G 分期将Ⅰ期分 3 个亚组：ⅠA 期（$pT_{1a}N_0M_0G_1$），ⅠB 期（$pT_{1a}N_0M_0G_2$ 及 $pT_{1b}N_0M_0G_{1\sim2}$），ⅠC 期（$pT_1N_0M_0G_3$ 和 $pT_2N_0M_0G_{1\sim2}$）。$pT_2N_0M_0G_3$ 仍为ⅡA 期的唯一亚型。$T_3N_0M_0$ 和

$pT_1N_1M_0$ 构成ⅡB期。ⅢA期包括 $pT_2N_1M_0$ 和 $pT_1N_2M_0$，而 $pT_2N_2M_0$、$pT_3N_{1\sim2}M_0$ 和 $pT_{4a}N_{0\sim1}M_0$ 构成ⅢB期。因大多数的局部晚期病例与远处转移（M_1）的有相似生存期，同属Ⅳ期。$pT_{4a}N_2M_0$、$pT_{4b}N_{0\sim2}M_0$ 和 $pT_{any}N_3M_0$ 为ⅣA期。远处转移（M_1）为 pStage ⅣB。

4. 新辅助病理分期（ypTNM）

第8版TNM分期创新之处在于对接受新辅助治疗且有病理活检的病例进行单独分期，$ypT_0N_{0\sim3}M_0$ 和 $ypT_{is}N_{1\sim3}M_0$ 是新辅助治疗后病理分期特有的两种类型，原发肿瘤可以经治疗后完全缓解消失或者降期为原位癌，伴随或者不伴随淋巴结转移。这种添加驱动因素包括特异性新辅助后的病理类别（$ypT_0N_{0\sim3}M_0$ 和 $ypT_{is}N_{0\sim3}M_0$），不同阶段组成分和显著不同的生存概况等同于病理（pTNM）类别的缺失。此分组不考虑组织病理学细胞类型。G分期不包括在新辅助后病理分期中。ypⅠ期包含 $ypT_{0\sim2}N_0M_0$。ypⅡ期 $ypT_3N_0M_0$。ypⅢA期包括限于食管壁，具有 ypN_1 区域淋巴结（$ypT_{0\sim2}N_1M_1$）的食管癌。ypⅢB期包含 $ypT_{1\sim3}N_2M_0$、$ypT_3N_1M_0$ 和 $ypT_{4a}N_0M_0$。ypⅣA期包括 $ypT_{4a}N_{1\sim2}M_0$、$ypT_{4b}N_{0\sim2}M_0$ 和 $ypT_{any}N_3M_0$。ypⅣB期包含 ypM_1。

5. 临床分期（cTNM）

相比临床分期，病理分期的准确性更高。然而，在肿瘤组织学数据缺失的情况下，临床分期也有重要的价值。cTNM分类通常基于影像学资料而非病理学资料。临床分期（cTNM）与病理分期（pTNM）存在不同分期和生存期资料。腺癌：临床分期0期包含 cT_{is}；临床分期Ⅰ期即 $cT_1N_0M_0$；临床分期ⅡA期为 $cT_1N_1M_0$，临床分期ⅡB期为 $cT_2N_0M_0$；临床分期Ⅲ期包括 $cT_2N_1M_0$ 和 $cT_{3\sim4a}N_{0\sim1}M_0$；$T_{4b}N_{0\sim1}M_0$ 和所有 $cN_{2\sim3}M_0$ 属于临床分期ⅣA期；临床分期ⅣB期包含所有 cM_1。鳞癌：临床分期0期包含 cT_{is}；临床分期Ⅰ期即 $cT_1N_{0\sim1}M_0$；临床分期Ⅱ期包含 $cT_2N_{0\sim1}M_0$ 和 $cT_3N_0M_0$；临床分期Ⅲ期包含 $cT_3N_1M_0$ 和 $cT_{1\sim3}N_2M_0$；$cT_4N_{0\sim2}M_0$ 和所有 cN_3M_0 属于临床分期ⅣA期；临床分期ⅣB期包含所有 cM_1。

6. 食管癌的扩散方式有哪些

（1）直接播散与浸润：食管壁内直接扩散，病灶最早出现于食管黏膜层或黏膜下层，因食管黏膜及黏膜下层存在丰富的淋巴管，可沿食管固有膜或黏膜下层淋巴管浸润，表面苍白，多呈小结节形状。大多数黏膜下扩散在肉眼无明显异常，只有镜检才能证实。沿淋巴扩散的结节，酷似第 2 个原发癌，这种食管壁内的扩散方式，有时可距离原发灶 5~6cm，因此手术切除的长度适当与否很重要。因食管无浆膜层，肿瘤累及食管肌层后，很容易穿过疏松结缔组织直接浸润相邻器官。根据病灶部位不同，它所累及的器官也不同。上段食管癌可浸润支气管形成食管气管瘘，也可侵入胸导管、奇静脉、肺门。少数病例癌组织侵及主动脉弓形成主动脉瘘，导致大出血死亡。下段食管癌可侵及心包、膈肌、贲门及肝左叶。主动脉弹力膜与椎体黏膜对浸润有一定抵御作用。一般认为上段癌的直接扩散较多，下段癌较少。

（2）淋巴结转移：食管的淋巴结转移较常见，一般认为食管低分化鳞癌或未分化癌淋巴结转移较早，转移部位与食管淋巴引流方向有关，上段食管癌可侵犯食管旁、喉后、颈深和锁骨上淋巴结，如出现声嘶，多由于转移淋巴结压迫喉返神经。中段食管癌常发生食管旁或肺门淋巴结转移，也可向上或向下转移。下段食管癌可侵犯心包旁及腹腔淋巴结，偶尔可见向上转移至上纵隔或颈部锁骨上淋巴结，呈现淋巴跳跃转移现象。

（3）血行转移：食管癌的血行转移较少见，多发生于晚期病例，转移部位依次为肝、肺门、骨、肾、肾上腺、胸膜等，以肝及肺较常见。在尸检资料中，1/3的患者食管局部病变始终较局限，因局部并发症梗阻、气管瘘、大出血、恶病质等死亡，故食管癌患者经综合治疗，许多病例可获得良好的结果。

7. 食管癌的区域淋巴结包括哪些

基于食管黏膜下层存在丰富的血管和淋巴管交通网，且食管跨越了颈胸腹三个部位，其滋养血管、静脉及淋巴回流分布于诸多部位，导致食管癌极易出现淋巴结转移。纵观食管癌手术入路的进化史，手术生存率的提高很大程度上得益于对淋巴结的充分清扫。以我国和日本为代表的亚洲国家手术治疗食管癌的远期生存率从数据上要高于欧美国家，除鳞癌和腺癌的发病谱不同以外，很大程度上得益于我国和日本学者对于淋巴结清扫的重视程度，以及清扫理念和技术较过去有明显提高。

AJCC/UICC 标准和 JES 标准对于淋巴结分站的记录在我国应用均较为普遍，混用的情况也较为普遍，两者存在的明显不同是，JES 标准将颈部淋巴结定义为区域淋巴结转移，而根据 AJCC/UICC 标准，除下颈部气管旁和食管旁的淋巴结外，颈部淋巴结转移均为远端转移。我国学者已普遍采纳 JES 的标准，不将颈部非气管食管周围淋巴结（包括锁骨上淋巴结）转移排除在手术可切的范围之外。临床证明，对锁骨上淋巴结转移患者施行颈淋巴结清扫术可明显改善预后。此外，JES 对于食管癌淋巴结分站的记录和划分也更为细致。相信随着对食管癌淋巴结转移规律和清扫手术认知的不断深入，不同标准将会达成统一，此前，我们推荐手术过程中对清扫淋巴结的标本描述可以使用解剖位置进行命名代替数字记录，以防止不同标准在更新交替阶段出现记录混淆。微创的经右胸 - 腹 - 颈食管切除食管胃颈部吻合术（McKeown 手术）对于实现扩大两野（胸、腹）的淋巴结清扫更容易实现，且一旦出现上纵隔或 / 和颈部淋巴结转移，推荐进行三野（颈、胸、腹）淋巴结清扫并切除更多的食管组织。因此，考虑到淋巴清扫的彻底程度，我们也更推崇微创的 McKeown 手术。本书将主要介绍微创的 McKeown 手术和淋巴结清扫技术。

8. 食管癌胸部淋巴结分组中国标准

食管癌胸部淋巴结分组中国标准见图 7。

第 C201 组：右侧喉返神经旁淋巴结；第 C202 组：左侧喉返神经旁淋巴结；第 C203 组：胸上段食管旁淋巴结；第 C204 组：气管旁淋巴结；第 C205 组：

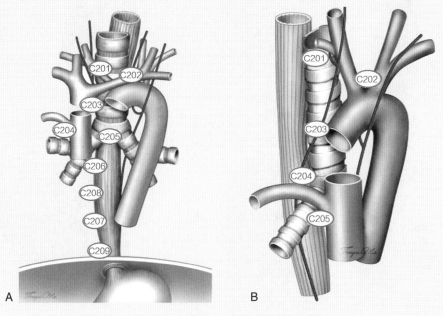

图 7　食管癌胸部淋巴结分组中国标准

隆突下淋巴结;第 C206 组:胸中段食管旁淋巴结;第 C207 组:胸下段食管旁淋巴结;第 C208 组:下肺韧带淋巴结;第 C209 组:膈肌旁淋巴结。

9. AJCC 联合 UICC 食管癌淋巴结分布标准

AJCC 联合 UICC 食管癌淋巴结分布标准见图 8。

1R:右侧下颈区气管旁淋巴结,在锁骨上气管旁至肺尖的区域;1L:左侧下颈区气管旁淋巴结,在锁骨上气管旁至肺尖的区域;2R:右上气管旁淋巴结,头臂干动脉尾缘与气管交叉的水平与肺尖之间;2L:左上气管旁淋巴结,主动脉弓顶部与肺尖之间;4R:右下气管旁淋巴结,头臂干动脉尾缘与气管交叉的水平至奇静脉弓的上缘之间;4L:左下气管旁淋巴结,主动脉弓顶部与隆突之间;7:隆突下淋巴结;8U:胸上段食管旁淋巴结,肺尖至气管分叉;8M:胸中段食管旁淋巴结,气管分叉至下肺静脉的下缘;8Lo:胸下段食管旁淋巴结,下肺静脉下缘至食管胃交界部;9R:下肺韧带淋巴结,位于右侧下肺韧带内;9L:下肺韧带淋巴结,位于左侧下肺韧带内;15:横膈淋巴结,位于膈肌顶部并且与膈肌脚邻

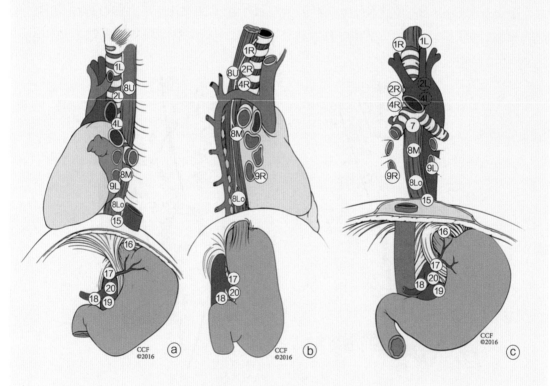

图 8　AJCC 联合 UICC 食管癌淋巴结分布标准

近或位于膈肌脚后方；16：贲门旁淋巴结，紧邻食管胃交界部；17：胃左淋巴结，沿胃左动脉走行；18：肝总淋巴结，肝总动脉近端淋巴结；19：脾淋巴结，脾动脉近端淋巴结；20：腹腔干淋巴结，位于腹腔动脉干根部；颈部食管周围Ⅵ区及Ⅶ区淋巴结根据头颈部淋巴结图进行命名。

10. 日本食管协会食管癌区域淋巴结分组标准

见图9。

颈部淋巴结：颈浅淋巴结（100），颈部食管旁淋巴结（101），颈深淋巴结（102），上部的颈深淋巴结（102up），中部的颈深淋巴结（102mid），咽后淋巴结（103），锁骨上淋巴结（104）；胸部淋巴结：胸上段食管旁淋巴结（105），胸段气管旁淋巴结（106），喉返神经淋巴结（106rec），左喉返神经淋巴结（106recL），右喉返神经淋巴结（106recR），气管前淋巴结（106pre），气管支气管淋巴结（106tb），左侧气管支气管淋巴结（106tbL），右侧气管支气管淋巴结（106tbR），隆突下淋巴结（107），胸中段食管旁淋巴结（108），主支气管淋巴结（肺门淋巴结，109），胸下段食管旁淋巴结（110），膈上淋巴结（111），后纵隔淋巴结（112），胸主动脉前方淋巴结（112aoA），胸主动脉后方淋巴结（112aoP），下肺韧带淋巴结（112pul），动脉韧带

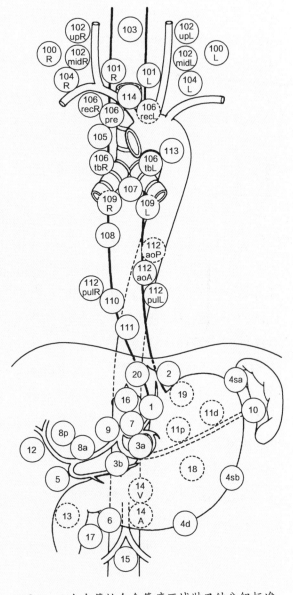

图 9 日本食管协会食管癌区域淋巴结分组标准

淋巴结（113），前纵隔淋巴结（114）；腹部淋巴结：贲门右淋巴结（1），贲门左淋巴结（2），胃小弯淋巴结（3），胃左动脉主干淋巴结（3a），胃左动脉第二分支到胃右动脉远端的淋巴结（3b），胃大弯淋巴结（4），幽门上淋巴结（5），幽门下淋巴结（6），胃左动脉淋巴结（7），肝总动脉前和上淋巴结（8a），肝总动脉后淋巴结（8p），腹腔干淋巴结（9），脾门淋巴结（10），脾动脉近端淋巴结（11p），脾动脉远端淋巴结（11d），肝十二指肠韧带淋巴结（12），胰头后淋巴结（13），肠系膜上动脉淋巴结（14A），肠系膜上静脉淋巴结（14V），结肠中动脉淋巴结（15），腹主动脉淋巴结（16），主动脉裂孔淋巴结（16a1），腹腔干上缘至左肾静脉下缘之间腹主动周围脉淋巴结（16a2），左肾静脉下缘至肠系膜下动脉上缘之间腹主动脉周围淋巴结（16b1），肠系膜下动脉上缘至腹主动脉分叉之间腹主动脉周围淋巴结（16b2），胰头前淋巴结（17），胰腺下缘淋巴结（18），膈下淋巴结（19），膈肌食管裂孔淋巴结（20）。

11. 食管癌的淋巴结转移为什么"上蹿下跳"

下段食管包括腹腔段一小截食管在内，腹段食管的动脉血供就来自胃左动脉，而静脉回流则流进胃左的静脉，也就是冠状静脉。这里务必提一下，虽然都以"冠状"命名，但冠状动脉和冠状静脉相关的可不是一个器官，供养心脏的动脉被命名为冠状动脉，而冠状静脉则是胃部血管。下段食管的动脉和静脉都和胃息息相关，淋巴管也不例外，胸下部食管的淋巴注入食管旁的淋巴结，也注入气管隆突下的淋巴结，同时还注入贲门及腹腔内的淋巴结。人体的动脉、静脉、淋巴管堪称三大循环引流系统，常常相伴。这样说来，下段食管癌的淋巴结转移进入腹腔一点都不奇怪。

再来说说食管癌的淋巴转移，为什么会转移至颈部。颈段食管的血液供应主要来自甲状腺下动脉，也可来自颈总动脉和椎动脉的分支，上段食管的淋巴也会回流到颈深部、气管旁、锁骨上等区域的淋巴结，由此看来，上段食管癌淋巴结转移至颈部也就顺理成章了。

综上所述，上段的食管癌可能通过淋巴结转移到脖子，下段的食管癌也可能通过淋巴结转移到腹腔，这样"上蹿下跳"，就是因为食管黏膜下的血管淋巴管形成了丰富的网络，可自由交通。这也给医生的后续治疗带来了诸多变数和很大难度。

12. 食管癌的分期治疗策略

明确食管癌所处的分期，才能使患者接受规范的治疗。除了常规的胸腹部 CT，食管癌的分期检查还推荐做超声内镜和 PET/CT。超声内镜对判断 T 和 N 分期的准确性为 70%~80%，如果能再配合细针穿刺，准确性会更高；PET/CT 主要用于筛查远处的转移，比如肝脏、骨和远处淋巴结转移，大概有 10%~20% 的患者因为做了 PET/CT 分期被上调，治疗策略自然也就随之改变了。除了客观的分期检查，也不能忽略功能方面的评估，包括症状、合并疾病、营养状况和一般情况。

具体的分期治疗策略如下：早期中 $uT_{1a}N_0M_0$ 推荐内镜下黏膜切除；无法做内镜切除的早期患者（$cT_{1\text{-}2}N_0M_0$）推荐直接手术。局部进展期（$cT_{3\text{-}4}$ 或 $cN_{1\text{-}3}M_0$），如若是鳞癌，推荐新辅助放化疗 / 化疗 + 手术。局部进展期患者也可根据实际情况选择根治性放化疗，每 3 个月随诊一次，疾病复发可考虑挽救性手术。如若是局部进展期的腺癌，推荐新辅助化疗 + 手术，或新辅助放化疗 + 手术。晚期食管癌（$T_{any}NM_1$）则以药物治疗为主，包括化疗和免疫治疗等。

前面提到过，食管分颈段和胸段，虽然手术是食管癌的首选治疗办法，但是颈段食管癌却以放化疗为首选治疗，这是因为手术对颈段食管癌的根治性存在问题，颈段食管一共长 5cm，而手术要求切除病变以上 5cm 以上的正常食管才能满足根治性，所以手术一般都面临切喉的问题，切喉以后，患者的气管改道至颈部，无法说话，生活质量会非常差。切喉手术以后伤口愈合缓慢，而往往这样的患者都需要术后再做放化疗来预防复发。颈段食管癌手术恢复慢，势必也会影响后续治疗的时机，导致复发率较高。因此，颈段食管癌就以放化疗作为首选治疗了。

T_{1b}（累及黏膜下层）的肿瘤出现淋巴结转移的概率高达 20%，所以，仅做内镜下切除是不够的，T_{1b} 或以上分期的食管癌需要找胸外科医生做根治性的食管切除术。在富有经验的大型医疗中心，并发症的发生概率低，处置得当，手术给患者带来的结局更好一些。在欧洲和北美，胸腹两野的淋巴结清扫是手术的常规推荐内容，颈部的淋巴结清扫在一些以鳞癌为主的国家是可选的内容。不切除、转移或复发的晚期食管癌引起梗阻严重时可以考虑姑息性的食管支架置入，还可以做高剂量的腔内射线治疗。姑息性的药物治疗也可以延长患者的生命，大概有 35%~45% 的有效率，尤其可以延长鳞癌患者数月的生命。

在肿瘤医生眼里，食管癌治疗方案基本上说的就是手术、放疗、药物治疗（包括化疗、靶向治疗和免疫治疗等）三大治疗手段如何选择和搭配的问题。用一句话概括这 3 种治疗办法，就是：手术是根治的办法，放疗举足轻重，药物治疗使用最广泛。

13. 食管癌经过治疗后会复发转移吗

食管癌的根治方法首选为手术治疗，其次为放化疗。经根治性治疗后，食管癌均有一定的复发率。局部复发是指发生于残食管、食管床、吻合口和食管淋巴结引流区的复发，常见部位包括食管床、吻合口、锁骨上 - 颈部、纵隔以及腹腔动脉旁淋巴结。全身复发是指肿瘤经过血行播散出现在全身其他脏器的复发，常见部位为肝、肺、骨等。其他较少见的复发包括胸膜腔播散，以及手术切口或胸腔镜操作孔种植复发等。局部与全身复发兼有者占 12%。

由于食管癌存在一定的复发率，食管癌患者术后应终身复查。90% 的复发出现在术后 2 年内，因此，对于无症状者建议术后 2 年内每 3~4 个月复查 1 次，第 3~5 年每 6 个月复查 1 次，5 年以后每年复查 1 次。对有症状者应及时予以相应的检查。常规复查项目包括详细地询问病史，体格检查，血常规，肝、肾功能全项，胸部＋腹部 CT，上消化道造影，食管癌相关血肿瘤标志物等。若患者有吞咽困难症状，则应行胃镜检查以评估吻合口是否复发或狭窄。另外，还需评估营养状况，包括体重、蛋白状况、是否贫血等。

目前食管癌的治疗以手术切除、放射治疗、化疗、免疫治疗为主要手段，手术切除仍为首选。近年来，大家对食管癌的综合治疗逐渐重视，如手术前的放化疗、化疗、化疗联合免疫治疗，以及术后的辅助治疗，对提高和巩固手术疗效有非常大的积极作用。由于目前就诊患者大多数为中晚期，治疗效果尚不理想，术后 5 年生存率虽已超过 50%，但术后复发和转移仍是引起手术患者未来死亡的主要原因。对局部复发和转移给予积极治疗，部分患者仍能得以长期生存。

（李少雷　张善渊）

八、食管癌的外科治疗

1. **早期食管癌的内镜下黏膜剥离术适应证**

食管内镜黏膜切除术（endoscopic mucosal resection，EMR）是 20 世纪 80 年代后期发展起来的，很快就成为早期食管癌的首选治疗方法。然而，由于受到切除大小的限制，EMR 很难做到精确切除。对于较大的病灶行分块切除后，局部复发率较高。因此，一种新的内镜治疗，即内镜下黏膜剥离术（endoscopic submucosal dissection，ESD）改善了 EMR 的缺点。现在，专门设计的手术设备可以使食管 ESD 更安全、实际操作更简单。

根据日本食管协会的指南，对于食管鳞癌来说，内镜切除的指征是局限于黏膜上皮或黏膜固有层的 T_{1a} 肿瘤，理论上，局限于黏膜内浅层的肿瘤不会出现淋巴结转移，因而内镜切除术是治疗这些病变的有效方法。到达黏膜肌层或略靠近黏膜下层（达 200μm）的病变也可切除，但淋巴结转移的发生率约为 15%。因此，在 ESD 前应行超声内镜检查。T_{1a} 病灶位于黏膜肌层，或 T_{1b} 病灶位于黏膜下层的上 1/3，无淋巴结转移，是相对指征。此外，侵入黏膜下层（T_{1b}）的深部病变（200μm 以上）50% 与转移有关，即使是浅表癌，也应与进展期癌（超过固有肌层的癌）同等对待。

超过 3/4 周的食管黏膜切除可能会引起术后狭窄与瘢痕。因此，应在术前给予患者充分的解释，并采取预防措施。在早期食管癌病例中，可以在多个区域发生深部浸润，因此需仔细诊断浸润深度。

ESD 的优点是能够实现 R0 切除，且局部复发率低。然而，由于食管的空间较窄，在行内镜操作时，从技术上讲，食管 ESD 比胃 ESD 困难。另外，食管壁肌层较薄，穿孔的风险较高。钛夹牵拉法对于保持一个好的内镜操作视野和增加反作用力非常有用。食管癌 ESD 是一项技术性要求较高的手术，因此，只有具备足够技能的操作人员才可以进行食管 ESD。

2. **内镜下黏膜剥离术的操作流程**

ESD 的操作简单说来就是：标记出切除范围后，通过注射生理盐水使切除的黏膜部位浮起，切除切口后实施剥离，如图 10。下面就不同步骤进行讲述：

标记：食管壁比胃薄，用针刀作标记时可能会穿孔，因此使用染色法标记。喷洒 0.75%~1% 碘染色后，鳞状细胞癌（SCC）的浸润范围可以很容易地被观察到。标记应该放置在距癌的未染色区域边缘 2~3mm。

黏膜切开：黏膜切口的策略取决于内镜切开刀的类型。当使用 Dual 刀或 Hook 刀时，基本上从黏膜口侧切开。内镜有时并不能观察到黏膜下血管，有时会意外切割，在黏膜切口处出血。喷射电凝可以使黏膜下血管凝结，能够预防这种意想不到的出血。黏膜切开后，将黏膜下层深层切开。将钩刀插入黏膜下层，将黏膜下纤维切断。病变缩小，肌肉收缩黏膜。然后行远侧黏膜切口，之后环周切口。

黏膜下剥离：在开始黏膜下剥离前，应检查重力方向。如果黏膜下剥离是从上侧开始，切除的部分将转移到下侧，黏膜下剥离的后半部分将会变得困难。因

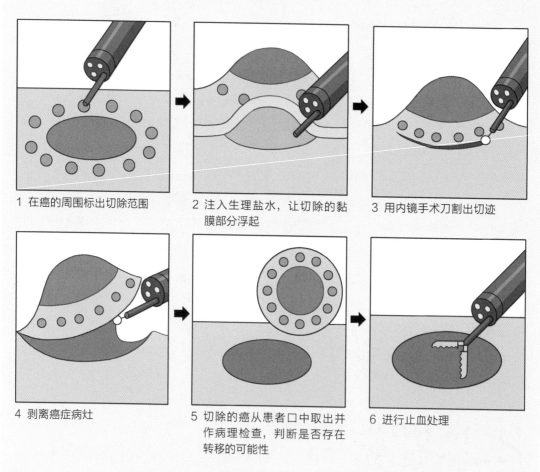

1 在癌的周围标出切除范围

2 注入生理盐水，让切除的黏膜部分浮起

3 用内镜手术刀割出切迹

4 剥离癌症病灶

5 切除的癌从患者口中取出并作病理检查，判断是否存在转移的可能性

6 进行止血处理

图 10　内镜下黏膜剥离（ESD）过程

此，黏膜下剥离应该从下方开始，因为水和血液流向下方会导致视野变差，操作者应尽量将病变移到上方。剥离有隧道法和钛夹牵引法两种。隧道法剥离必须要环周切开。首先进行肛和口侧黏膜环形切开；然后，从口侧到肛侧做一个黏膜隧道，在对面建立第二隧道；最后，在两个隧道之间剥离剩下的黏膜下组织。钛夹牵引法是利用钛夹牵拉靶区病变，可以形成良好的对抗牵拉，很好地暴露视野，更好地进行黏膜下切除，而不至于破坏黏膜下层。

止血：在内镜下黏膜剥除操作过程中，容易出血，将导致视野变差，因此应尽早止血。当黏膜切开或剥离发生出血时，应及时冲洗以找到出血部位，并使用切开刀止血法和止血钳进行止血操作。使用切开刀止血法有助于控制渗血，具体做法是将刀尖靠近出血点，用喷射电凝法止血。由于长时间的电凝可能导致穿孔，所以喷射电凝时间要短。在食管 ESD 中应选择一个配备水泵的治疗镜，以确定出血的确切来源。止血钳在出血较活跃或出血较多的情况下效果更好。用水泵冲洗以确定出血的来源后，用止血钳抓住出血点。然后将止血钳抬高肌层，用软凝进行短暂止血。黏膜下层深层有许多血管（管径 <1mm），可以使用 Hook 刀喷射电凝模式止血。但是，如果血管的管径≥1mm，应进行预切电凝预防出血。如果用止血钳抓住大血管，用软凝法，然后用 Hook 刀将血管切开，可以有效预防出血的发生。

3. 内镜下黏膜剥离术的常见并发症

穿孔、吸入性肺炎和狭窄是 ESD 操作过程中的主要并发症。穿孔可能导致纵隔气肿，使纵隔腔压力增加，使食管腔破裂，导致视野不佳。严重的纵隔气肿可并发气胸，引起休克。因此，在实施 ESD 时，应进行心电图、动脉血氧饱和度和血压监测（使用自动血压计）以及通过触诊对皮下气肿进行周期性观察。由于食管没有浆膜，在无穿孔的情况下也可能出现纵隔气肿；另外，在剥离的过程中可能损伤肌层，也经常会引起纵隔气肿。因此，重要的是剥离黏膜下层，确保一定的距离以免损伤肌层。当插管全身麻醉时，纵隔压力高于食管内压，亦可预防纵隔气肿和 / 或皮下气肿。因此，对于预计 2 小时以上才能完全切除的大病变，插管全身麻醉是最好的。

食管 EMR 穿孔率低于 2.4%，ESD 穿孔率低于 6.4%。EMR 与 ESD 引起穿孔的形状和大小不同。EMR 导致肌层缺损超过 1mm 或更大，钛夹关闭有时是困难的。而 ESD 造成的穿孔形状是线性的，没有固有肌的缺失，因此比 EMR 容易夹闭。

然而，夹闭操作本身亦有可能损伤剩余的固有肌，使穿孔更大。因此，操作者应该具备夹闭的技能。通常，这样的穿孔可以通过鼻胃管和静脉滴注抗生素来治疗，而不需要手术。

在 ESD 术中，经常有出血发生。水泵对于发现出血点很有用。然而，水反流引起吸入性肺炎的风险很高。因此，气管插管全麻是颈段食管 ESD 必不可少的。

狭窄是 ESD 后的主要并发症。多变量分析显示，超过 3/4 周黏膜缺损是狭窄的可靠预测因素。ESD 后狭窄会大大降低患者的生活质量，需要多次内镜球囊扩张（endoscopic balloon dilatation，EBD）治疗。预防性 EBD 已成为预防狭窄的治疗方法，然而，即使在实施 6 次预防性 EBD 治疗之后，狭窄仍然是常见的并发症。近年来，口服泼尼松龙预防 ESD 术后狭窄被证实是有效的。然而，这种方法虽然减少了狭窄率，但累积泼尼松龙的剂量约为 1g，大剂量泼尼松龙引发诸多副作用。值得庆幸的是，曲安奈德注射预防食管 ESD 术后狭窄亦被证实是有效的。

4. 食管癌的手术治疗是咋回事

食管癌的手术治疗包括内镜下的黏膜切除和传统的外科切除手术。内镜下黏膜切除术一般先在黏膜下层注射生理盐水，使得病变区域的黏膜鼓起来，方便完整切除，属于内镜医生经人体自然腔道开展的治疗范畴。传统的食管癌切除手术，在我国主要是由胸外科医生开展的，有时候则需要腹部外科、头颈外科医生的协助。

传统的外科切除手术，指的是传统的食管癌根治手术，从手术对患者远期治疗效果所获得较高生存率来看，手术是能带来生存获益的最佳治疗手段。据 2020 年国家癌症中心发表的数据显示，2009—2014 年，经我国 70 家治疗中心外科行切除手术的 8 181 例食管癌患者，5 年生存率达到 52.9%。同期，日本 316 家机构接受食管切除手术患者的 5 年生存率为 55.6%。我们坚信，外科的可切除性评估是制订食管癌综合治疗策略最重要的环节。

所以，如果指征符合，一定要做手术，不能做的话创造一切可能的机会也要争取做。因为，手术给患者带来的生存获益要远高于其他治疗手段。

早中期的食管癌，如果没有侵犯食管周围重要的组织结构，如不可切除的大血管、气管、脊柱等，没有伴随可疑的淋巴结转移，都可以考虑直接做手术。如果伴有疑似侵犯周围重要结构的，或者出现淋巴结转移，那么建议先做术前治疗，也就是新辅助治疗，可以考虑化疗或者同步放化疗的方案，如果肿瘤退缩下来，淋巴结也可以经过多野清扫完全切除干净的，就要毫不犹豫地选择手术。不必过于担心手术带来的各种并发症可能，如果发生致死性并发症的概率不至于太高，在医学的可接受范围之内，那么还有什么值得犹豫呢，没什么比根治肿瘤延长寿命更重要。

可以这么理解食管癌的手术，一方面我们要切除病变的食管，但是食管是我们吃饭喝水的重要通道，所以另一方面我们要寻找能够良好替代食管的管腔类组织结构。不懂医学的人肯定会有各种奇思妙想：现在科技这么发达，难道没有人工材料可代替食管进行重建吗，或者异体移植把动物的肠管移植给人体代替食管？答案是显而易见的，医学还远没有这么发达。目前，公认的最好的替代食管的组织器官就是我们自身的胃，在必要的时候，我们的胃可以被裁剪成细管状来代替食管（见图11）。所以，切除病变食管、清扫淋巴结、游离并制作管状胃、将残留下来的食管和管状胃吻合，是食管癌根治手术的核心内容。

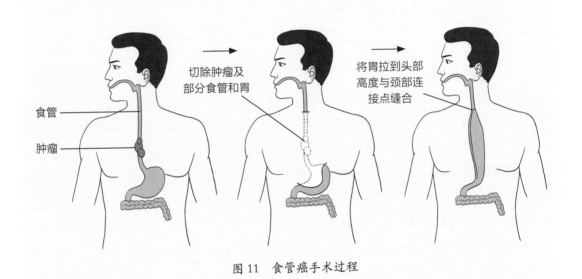

切除肿瘤及部分食管和胃

将胃拉到头部高度与颈部连接点缝合

食管

肿瘤

图 11　食管癌手术过程

食管是后纵隔的器官。什么是后纵隔呢？胸廓里有两个肺，两肺之间是心脏，除此以外，胸廓内剩下的所有组织结构都可以统称为纵隔。顾名思义，后纵隔器官说的就是位于纵隔后面的器官。这样描述位置，很多人不知道所谓"前后左右"是怎么划分的。在此简单介绍一下：前面就是说我们的面前方向，后面就是说我们的后背方向，至于左右，就是我们自身参照的两侧，以中线为界，右手那边的就是右，左手那边的就是左。有一点必须指出来：呈现给我们的CT影像，是人体的一个个横断面影像，在 CT 片子上的左右，也是以患者的左右为参照的，并非镜面，所以医生指着 CT 的左半部分给你看，你要知道那是在说患者的右边，指着右半部分，则是在说患者的左边。这个左右原则同样适用于 X 线片、磁共振等几乎一切的扫描影像。

食管主体是后纵隔的器官，所以食管癌手术一般都得开胸。提起开胸，有人会觉得很可怕，会问如果做微创手术，是不是就不用开胸了？令人失望的是，微创手术其实也得开胸，只不过切口小一些。之前提到过，食管黏膜下丰富的血管和淋巴管网交通，食管癌的范围远比我们眼睛看到的要广泛。所以，手术治疗食管癌，最好把食管都切除掉，医学上叫全食管切除或食管次全切除，这样治疗得更彻底，复发概率更低。但是，根治性往往和对身体的破坏性成正比，与器官的保全率成反比，在制订治疗方案时，医生往往需要在根治性和对身体的影响降至最小之间取一个平衡点，所以食管癌切除目前主流的一个原则是，病变以上切除掉 5~10cm 以上的正常食管就足够了。这里的上下，指的是从口咽到胃之间，食管的自上而下。

食管癌手术的另一部分重要内容是游离并制作管状胃。胃是腹腔中的器官。所以，为了制作管状胃，食管癌手术除了开胸，还得开腹。腹腔和胸腔被横膈相隔，中间有裂孔通过重要的管道，比如有食管裂孔、腔静脉裂孔、主动脉裂孔。腹腔内的那截最末端的食管，叫腹段食管，长约 2~3cm，通过贲门与胃相连。贲门有抗反流功能，让我们的胃酸不至于反流进入食管，贲门功能不好的人，就会患上胃食管反流病，从而继发反流性食管炎，经常伴随反酸、烧心、胸痛等症状。而食管癌手术把患者的贲门都切掉了，所以，食管癌手术后的患者会不同程度地患上反流性食管炎。为了减轻食管炎所带来的伤害，胸外科医生会告诉患者，术后睡觉再也不能平卧了，需保持 30° 以上的角度。

目前常用的食管癌手术方式包括：Ivor-Lewis 手术（经腹、右胸两切口食管癌切除）、Mckeown 手术（经右胸、腹、颈部三切口食管癌切除）和经左胸食管癌切除。这 3 种手术方式是目前应用最多的食管癌手术方式，几乎占所有手术的 95% 以上，俗称两切口、三切口、一切口手术。万变不离其宗，3 种手术都包括核心的 3 部分内容：食管切除、淋巴结清扫，管状胃制作，残余食管和管状胃的吻合。两切口手术流程为：先开腹制作管状胃，再开胸切除患处食管，最后把管状胃通过食管裂孔上提至胸腔内，做吻合。三切口手术流程为：先开右胸切除胸段的全部食管，再开腹制作管状胃，最后在颈部切口，把管状胃通过食管裂孔，经过胸腔，提至颈部，和颈段的食管做吻合。一切口手术流程为：左侧开胸切除有病变的食管，在胸腔内剖开横膈，进入腹腔制作管状胃，最后把管状胃上提至左侧胸腔，与食管做吻合。

开右胸对整个胸段食管的显露非常充分，所以现在最受推崇。因为有心脏和主动脉弓的遮挡，开左胸切除食管的长度有限，仅适用于少部分下段食管癌。不管选择哪种手术方式，都要注意，因为食管经常多源性起病，而且残余的食管越长越容易复发，所以医生们往往更倾向于切除尽量长的食管，更推崇三切口手术。虽然这种治疗方案创伤最大，但从根治性角度来看更彻底。有些时候，医生和患者家属要在根治性和微创之间做一定的权衡，既能保证根治性，又能让创伤尽量小，是所有人努力的方向。所以，很多医生在试图完善这3种手术的细节操作，比如胸部、腹部都可以选择腔镜手术来完成，切除范围不变，要干的事情没变，我们操作的器械变了，我们的武器更先进了，患者主观感觉上的表面切口就小了很多。事实上，这种操作上的改变带来的仅是外部感受的优化，内部创伤并没有变小，如果有医生说内部的创伤也小了，那一定是牺牲了根治性。盲目追求微创手术，就好比捡了芝麻丢了西瓜，本末倒置。但是，随着微创技术的不断进步，患者体表的切口会越来越小，经过腔镜的放大效应，也使得切除和清扫更彻底，手术更安全。但在对抗食管癌的革命性手段被发明出来之前，切除尽可能多的食管，并做系统性的淋巴结清扫，仍然是所有外科医生在治疗中都应该严格执行的标准。

前文提到，食管癌一旦突破黏膜，进入黏膜下就会出现淋巴结的转移，所以，系统性的淋巴结清扫是十分必要的。在我们切除食管、制作管状胃的同时，会以地毯式的方式扫荡切除食管周围和胃周围的所有淋巴结和淋巴结引流区域内的脂肪组织，只有这样，才能最大程度降低患者术后的复发率。目前食管癌的淋巴结分区一共包括20站。根据病变的位置，胸外科医生每做完一台手术，都应该扪心自问：淋巴结清够了吗？对外科医生们来说，根治性是他们毕生的追求，在根治性和创伤性的权衡上，他们一次次地挑战极限。过去，食管癌手术以后发生吻合口瘘的概率高达10%~20%，一旦出现吻合口瘘，则死亡率高达40%~50%。现在，吻合口瘘的概率被降至5%以下，因为外科技术和抗生素的进步，因吻合口瘘导致患者死亡的概率已经为0。

有少数患者的情况比较特殊，不适合上面介绍的3种手术方式，比如食管癌合并了胃癌，或做过胃手术，现在又患了食管癌，做不了管状胃。即使出现这种情况，也不用太过担心，还有用结肠替代食管功能的结肠代食管手术。

5. 食管癌手术的入路变迁

目前，根据食管切除后重建消化道吻合口位置的不同大体将食管癌手术分3类：经右胸 - 腹 - 颈食管切除食管胃颈部吻合术（McKeown 手术）、经右胸上腹食管切除胸内吻合术（Ivor-Lewis 手术）和经左胸食管切除弓上或弓下吻合术（如图 12）。对于 McKeown 手术和 Ivor-Lewis 手术来说，如果使用了胸腔镜和 / 或腹腔镜手段，均可称之为微创食管切除手术（minimally invasive esophagectomy，MIE），机器人辅助手术也被包含在 MIE 之列。

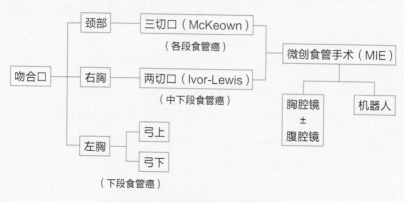

图 12　食管癌手术的大致分类

食管癌手术对于不同术式的选择近 20 年在我国经历了重大变迁，2000 年以前我国大部分地区和医院基本以左胸为主要入路进行食管癌的外科治疗，此入路相对简便省时，但左胸入路的主要缺点是存在主动脉弓的遮挡，过弓是主要的手术难点，且上纵隔空间狭小导致该区域清扫不足，术后上纵隔及下颈部淋巴结容易复发，影响治疗效果。2000 年以后，欧美国家的食管癌综合治疗理念在我国开始深入和应用，右胸入路开始进入我们的视野，Ivor-Lewis 手术和 McKeown 手术逐渐成为国内学者更为推崇的术式。据国家癌症中心的报道，2014 年以前我国仍有 71.8% 的患者接受的是左胸入路手术，即便这样，我国食管癌外科手术的 5 年生存率仍高达 52.9%。同期我国学者开展的随机对照研究比较了经右胸入路的 Ivor-Lewis 手术与经左胸入路手术的 5 年生存率，发现经右胸入路可将食管癌手术的 5 年生存率提高 10%（63% vs. 53%）。2010 年以后，胸腹腔镜食管癌手术在我国逐渐开始流行，McKeown 手术比 Ivor-Lewis 手术更容易实现全胸腹腔镜下操作，且国内学者逐渐认识到对上纵隔及下颈部双喉返神经旁淋巴结清扫的重要性，McKeown 手术比 Ivor-Lewis 手术清扫上纵隔及下颈部淋巴结更完全。因此，对于食管鳞癌的手术入路，目前更推荐微创 McKeown 手术。

微创手术使用腔镜技术将手术视野显示在监视器上，组织结构被放大，随之带来的是操作更精细，也更安全，而且胸腔食管的游离从颈胸交界处直至膈肌裂孔处，跨度较大，传统的开胸手术有诸多观察盲区，而腔镜的手术视野在很大程度上减少了盲区，从肉眼可见的根治角度来讲，微创手术也要更彻底。此外，胸部微创手术切口从传统的 30cm 以上改为 4 个 Trocar 孔或微创小切口，手术全程不使用肋骨牵开器，患者出现术后疼痛的比率大幅度降低，术后并发症亦明显减少。有研究表明，即使仅做了腹腔镜辅助的微创手术，患者也是明显获益的。

6. 食管癌患者的食管切除后用什么替代

由于胃与食管邻近相接，又有血供良好、韧性和抗牵拉性好、黏膜上皮与食管上皮有良好的相容性、便于游离操作和长度充分等优点，胃是食管癌手术切除后最常用的替代器官。用胃替代食管是将胃直接上提与食管相吻合。其替代的方式可以是全胃或管状胃。用全胃上提替代食管，移植胃会占据部分胸腔容积，压迫肺组织，影响心肺功能，造成患者心悸、气短等不适，可以用纵向缝缩胃的方法来解决和预防。由于分泌胃酸的胃黏膜组织较多，术后吻合口反酸症状明显。要克服这两大缺点，可以用切割闭合器切除部分小弯侧的胃组织，将胃塑形为管状胃来替代食管。这样既减轻了反酸的症状，也减少占据胸腔的空间，对呼吸功能影响明显减小。

食管切除后可选择替代的第 2 个器官是空肠。空肠的血供丰富，其黏膜与食管的黏膜相容性也好，管径大小合适。但因血管弓短，所能提供的长度不够，因此，只能用于贲门癌全胃切除后的食管替代，一般情况下只能拉至下肺静脉水平。但如果利用小血管吻合技术，可用游离空肠段替代食管。对于颈段早期食管癌或食管良性疾病的治疗具有较好应用前景。但医师需要经过特殊训练，存在一定概率的吻合血管血供障碍导致移植空肠坏死问题。

食管切除后可选择替代的第 3 个器官是结肠。结肠具备长度充足、血供丰富、血管弓长、黏膜相容性好等优点，移植后，胃仍处于腹中，能保持较好的消化功能，术后营养状况维持较胃替代后的效果要好许多。但此手术操作繁杂，需进行三个吻合和一个闭合，出现瘘的概率增加。另外，如果不游离切除近端部分胃，贲门胃周围和胃左动脉旁的淋巴结不能清除。手术并发症及死亡率皆高于胃代食管，根治性也不够好，一般不列为首选。但在下列情况下，则需选择结肠代食管：①由于胃溃疡病或胃癌，曾行远端胃大部切除，无法用胃代食管；②贲门癌或胸中下段食管癌术后复发或残胃癌；③下咽癌切除后需要在口底做吻合；④晚期贲门癌侵及胃和食管下段广泛，需做全胃和食管下段切除，空肠间置不够而受限时；⑤晚期食管癌已无切除可能，但梗阻严重时，结肠移植短路手术以缓解症状。

7. 手术入路选择与淋巴结清扫程度有什么关系

对食管癌行系统性的纵隔淋巴结清扫必须经右胸切口进行。这是因为经右胸切口能充分显露自胸顶至膈肌裂孔的食管全长，游离方便，尤其是能直视下游离隆突水平以上的胸上段食管，邻近食管的气管、主支气管、主动脉、奇静脉、心包、胸导管、喉返神经等重要器官均可得到良好暴露，除对疑有外侵的肿瘤切除把握更大外，尤其能够清扫胸段食管左右两侧所有淋巴结，特别是左右上纵隔、颈胸交界部的淋巴结，使手术切除更为彻底，手术病理分期更为准确。近年来，胸腔镜下食管癌切除等微创手术越来越普遍，所采用的径路事实上也是基于右胸途径。

食管癌的腹部淋巴结清扫主要集中于腹上部，故而与胃癌手术相似，一般采取上腹正中切口。如果需行颈胸腹三野清扫，或是行扩大的二野清扫，考虑胸内吻合上切端阳性可能时宜选择右胸 - 上腹 - 颈部三切口径路，先经右胸完成胸部操作，然后将患者翻转为平卧位，通过上腹正中切口清扫该区域内的淋巴结，胃游离后经胸骨后隧道或后纵隔食管床上提至颈部切口与食管吻合，若附加颈部清扫亦可与腹部操作同时进行。颈部可经低位弧形切口行双侧淋巴结清扫，或依术者习惯经左侧、右侧胸锁乳突肌前缘斜切口进行吻合重建。

8. 食管癌手术的淋巴结清扫

由于食管黏膜下层存在丰富的血管和淋巴管交通网，且食管跨越了颈胸腹三个部位，其滋养血管、静脉及淋巴回流分布于诸多部位，导致食管癌极易出现淋巴结转移。纵观食管癌手术入路的进化史，手术生存率的提高很大程度上得益于对淋巴结的充分清扫。以我国和日本为代表的亚洲国家手术治疗食管癌的远期生存率之所以能从数据上高于欧美国家，除鳞癌和腺癌的发病谱不同以外，很大程度上得益于我国和日本学者对于淋巴结清扫的重视程度以及清扫理念和技术较过去有明显提高。

淋巴结分站的欧美标准（UICC/AJCC 联合标准）和日本标准（JES 标准）对于淋巴结分站的记录在我国应用均较为普遍，混用的情况也较多存在，两者间的明显不同是，JES 标准将颈部淋巴结定义为区域淋巴结转移，而根据 AJCC/UICC标准，除下颈部气管旁和食管旁的淋巴结外，颈部淋巴结转移均为远处转移。我国学者已普遍采纳 JES 的标准，不将颈部非气管食管周围淋巴结（包括锁骨上淋巴结）转移排除在手术可切的范围之外，对锁骨上淋巴结转移患者施行颈淋巴结清扫术可明显改善预后。此外，JES 标准对于食管癌淋巴结分站的记录和划分也更为细致。我们有理由相信，随着对食管癌淋巴结转移规律和清扫手术的不断认知，不同标准将会达成统一。微创的 McKeown 手术对于实现扩大两野（胸、腹）的淋巴结清扫更容易实现，且一旦出现上纵隔或 / 和颈部淋巴结转移，推荐进行三野（颈、胸、腹）淋巴结清扫并切除更多的食管组织。因此，考虑到淋巴清扫的彻底程度，更推崇微创的 McKeown 手术。

9. 食管癌的微创手术怎么做

食管癌的微创手术英文全称为 minimally invasive esophagectomy（MIE）。

绝大部分的食管癌手术既要开胸，又要开腹，如果做了胸腔镜，或者腹腔镜，或者两者都做了，那么都可以称之为食管癌微创手术。

微创手术能切干净吗？

在食管癌微创手术发展的初期，不管是患者还是医生，都或多或少的有这样的疑问。答案是肯定的，微创手术对肿瘤的切除和淋巴结的清扫相比传统开放手术要更彻底，更干净，并且带来更小的创伤，患者恢复得更快，手术并发症也相应更低。

微创手术用腔镜将手术视野显示在监视器上，医生看着高清电子屏幕操作，组织结构被放大，因此，医生的操作更精细，也更安全，而且腔镜对手术视野没有观察盲区，从肿瘤的根治角度来讲，微创手术要更彻底。由于腔镜的发展，手术切口被无限缩小，由传统的 30cm 切口，到现在的打几个眼（加起来不足 5cm）。因为切口缩小，所以出现术后疼痛的概率大大降低，疼痛少了，患者术后的早期活动更及时，从而减少了血栓、呼吸功能不全、感染等并发症的发生。

微创手术就像一个启动因子，带来了一系列级联的化学效应，只不过全部都是好的效应。

既然如此，微创手术是不是无所不能，完全代替了传统开放手术？

不得不说，这样说未免太绝对了，作为医生，职业习惯不允许我们说太绝对的话，否则这里真的要说微创手术几乎可以代替全部开放手术。

目前，对于一些外侵非常严重的肿瘤，比如和大血管毗邻，如果术中要分离肿瘤与血管，有一定大出血风险的话，就会选择开放手术，因为微创手术的核心问题就是视野，大出血情况下，视野瞬间就会被血液淹没，对于控制出血，微创手术可能不及开放手术及时，请注意我这里说的是"可能"，随着微创手术的发展和成熟，可以说两者对于危急情况的控制能力已旗鼓相当。

不过，话说回来，意外之所以被称为意外，就是因为其发生的可能性很小，大出血的风险毕竟是很低的，常规的手术是不会有意外情况发生的，没必要因为担心意外而给不做微创手术找借口。这就好比交通意外，并不能阻止汽车行业的发展，人不能再倒退回没有汽车的年代。

目前，一台成熟完整的食管癌微创手术需要 4 个小时左右，也有些手术会做5~6 个小时，甚至更长，跟医生的熟练程度和患者的肿瘤情况不无关系。在下面的部分中，我们将介绍目前国内最主流的一种食管癌微创手术。

10. 微创 McKeown 手术的切口介绍

微创的 McKeown 手术即胸腹腔镜经右胸 - 腹 - 颈食管切除食管胃颈部吻合术，手术包括 3 个部分。

胸腔镜操作部分：患者采用左侧半俯卧位，术中，肺和心脏因重力作用适当前倾下沉，利于暴露后纵隔手术视野。术者和扶镜手站于患者腹侧，术者在头侧，扶镜手在尾侧，助手站于患者背侧。取右胸腋中线第 4、7 肋间分别置入 12mm Trocar（一种进入体腔内的管道装置），肩胛下角线第 6、9 肋间切口分别置入 5mm Trocar，其中 7 肋间 Trocar 孔为腔镜观察孔，4 和 6 肋间 Trocar 孔为术者操作孔，手术中根据情况，术者的两手可在两孔间来回切换。肩胛下角线 9 肋间也可置入 12mm Trocar，为助手操作孔，12mm Trocar 方便进出更多器械和纱布条，利于发挥助手的主观能动性。4 个 Trocar 孔基本呈平行四边形的四个顶点分布，任意 2 个 Trocar 孔进入长器械操作时均和腔镜视线呈等三角形聚焦于操作点，减少互相干扰。

腹腔镜操作部分：患者采取垫肩仰卧位，头略偏向右侧（左颈吻合）。腹腔镜操作过程中，患者适当头高脚低（15°）且略向右倾，利于对脾胃韧带和胃后的暴露。

腹腔镜操作时，术者站于患者左侧，助手和扶镜手站在患者右侧，助手在头侧，扶镜手在尾侧。腹腔镜操作采取常用的五孔法，紧贴腹部脐下切开 1cm 切口，置入 12mm Trocar 并建立 CO_2 气腹（压力 12~14mmHg）。术者站于患者左侧，助手和扶镜手站于右侧，依次建立左肋缘下术者操作孔（12mm Trocar）、左脐旁副操作孔（5mm Trocar）、剑突下腹正中助手操作孔（12mm Trocar）及右脐旁副操作孔（5mm Trocar），各孔之间至少间隔一拳距离以上，避免操作时互相干扰。剑突下腹正中 Trocar 孔在进行消化道重建时，被包含在腹部正中小切口中，减少了一个腹部切口。

消化道重建部分：首先沿左颈胸锁乳突肌前缘靠近胸骨柄上方一横指处行 3~4cm 切口，在颈部离断食管后，经上腹正中纵行 5~6cm 切口将胃和食管牵出腹腔外，进行管状胃裁切，之后也利用这个腹部小切口进行空肠造瘘营养管的置入。

胸腔镜操作时，患者采取侧俯卧位，取右胸腋中线第 4、7 肋间分别置入 12mm Trocar，肩胛下角线第 6、9 肋间切口分别置入 5mm Trocar。其中，7 肋间 Trocar 为腔镜观察孔。胸腔镜操作术者和助手站位：术者和扶镜手站于患者腹侧，术者在头侧，扶镜手在尾侧，助手站于患者背侧（如图 13）。胸腔手术完成后，经 9 肋间 Trocar 孔留置纵隔引流管，7 肋间腔镜观察孔留置闭式引流管（如图 14）。

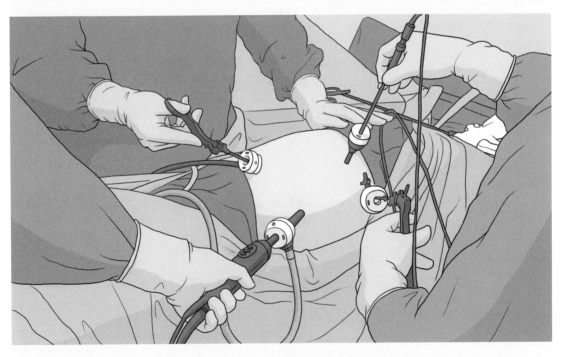

图 13　胸腔镜操作 Trocar 位置选择及手术站位

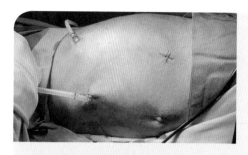

图 14　胸腔术后引流管留置

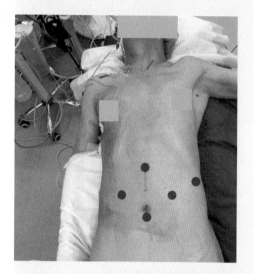

图 15　腹腔镜操作 Trocar 位置选择

　　腹腔镜操作时，患者平躺，垫肩仰卧，头高脚低位（15°），腔镜观察孔位于腹部脐下，置入 12mm Trocar 并建立 CO_2 气腹（压力 12~14mmHg），依次建立左肋缘下术者操作孔（12mm Trocar）、左脐旁副操作孔（5mm Trocar）、剑突下腹正中助手操作孔（12mm Trocar）及右脐旁副操作孔（5mm Trocar）（如图 15）。

　　腹腔镜游离胃术者及助手站位：术者站于患者左侧，助手和扶镜手站在患者右侧，助手在头侧，扶镜手在尾侧。如图 16。

　　消化道重建时，患者头右偏，显露左颈部。左颈部胸锁乳突肌内侧 3~4cm 斜切口，上腹部正中 5~6cm 纵行切口。如图 17。

　　腹部及颈部切口缝合后，留置有颈部引流管、腹腔引流管及空肠造瘘营养管。如图 18。

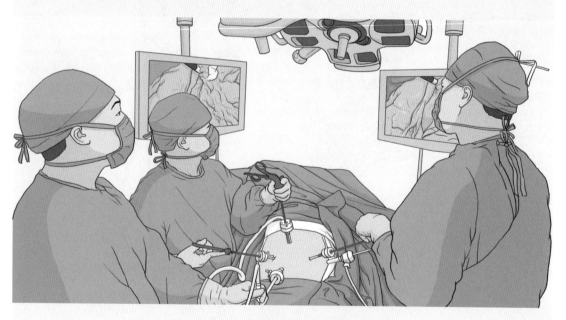

图 16　腹腔镜操作手术站位

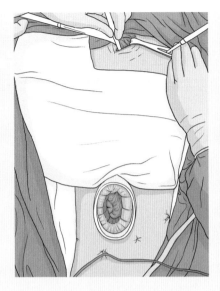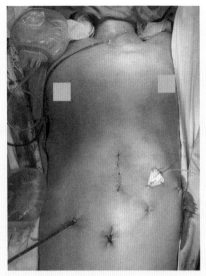

图 17　颈部操作切口选择　　　　图 18　颈腹部术后引流管留置

11. 微创手术能带来生存获益吗

微创手术自被发明至今不断完善，其好处是显而易见的，但仍然有医生会问，微创手术能转化为生存获益吗？还是说微创手术还不如开放手术？还是说一样呢？

如果现如今再设立微创手术与开放手术对远期疗效影响的随机对照研究，是会被外科医生嗤之以鼻的，因为好处是显而易见的，至少现在让有经验的医生来选，能做微创手术，为什么还要做开放手术呢，随机对照研究的开展也就存在极大的阻力。现存的证据，美国国家癌症中心网络（the national comprehensive cancer network，NCCN）指南推荐 MIE，但证据大多数是来自回顾性的研究，随机对照研究报道只有 2~3 篇，而且也只是报道了微创手术的并发症少，生活质量高，并没有生存获益的随机对照研究证据。目前拟观察生存获益的随机对照研究正在开展，但显然这已经不是食管癌的热点问题了。

2019 年初，新英格兰杂志发表了一篇随机对照研究，是一项来自法国的研究，219 例食管癌手术患者随机分组，最终 207 例患者纳入分析。其中 103 例患者是腹腔镜开胸组，104 例是开腹开胸组，这里的微创手术只做了腹腔镜，即所谓的 hybrid MIE，微创组有 36% 的围手术期并发症，开放组有 64% 的并发症，对于主要肺部并发症来说，微创组是 18%，开放组是 30%，具有明显差异。对于生存期来说，微创组和开放组的 3 年生存率是 67% 对比 55%，无病生存率是 57% 对比

48%，虽然从数据上来说，微创组占优，但是并没有达到统计学的明显差异。说到这里，大家可能会奇怪，为什么食管癌手术的并发症率这么高，那是因为食管癌手术步骤和术后恢复确实有点复杂，只要术后心率快，也算并发症之一，也难怪被记录的并发症那么多了。术后 30 天内，微创组有 1 例死亡，开放组 2 例。但其实这篇研究里的手术技术对于我们中国医生来说已经很是落后了，并发症的发生概率也太高了。

微创手术带来更小的创伤，并发症少，恢复快，更重要的是，医生在操作时看得足够清楚，肿瘤的切除更彻底。有了这些好处，再去探讨对比开放手术是否带来生存获益，还有什么意义呢？微创手术是对开放手术极大的改进，是近些年来外科取得的重大突破之一。

12. 食管癌手术的住院过程是怎样的

食管手术步骤繁多，久而久之，医生根据自身的经验积累，逐渐形成成了具有一定自我特色的手术方式，在不同医生之间，差别还是蛮大的，甚至可以说，没有完全相同的食管手术。

尽管如此，我们还是总结了一些术后恢复的特点和规律，普及给需要的患者和家属，让他们对住院过程有所了解，不再那么惧怕。目前，大型医疗中心胸外科接诊的食管手术几乎全部采用微创的方式，也就是通常的胸腔镜 + 腹腔镜，已有很多研究表明，微创手术比开放手术引起的术后并发症更少，而且重要的是，微创手术带来了更少的术后复发和更长的术后生存。以我接诊的手术为例，患者术前住院 1~2 个工作日，术后住院 10~14 天。术前检查均在门诊完成。

手术需要提前一个工作日做术前准备，准备内容包括：①护士宣教；②抽血（手术备血的血样留取）；③留置中心静脉导管；④与外科医生和麻醉医生分别签署知情同意书；⑤喝泻药进行肠道准备；⑥睡个好觉。

手术当日，如果是第一台手术，通常 7 点半左右就会有人员来接进手术室，护士和麻醉医生进行必要的准备，外科医生 8 点半到场，进行三方核对后开始麻醉，手术开始的时间从切皮开始算，通常是 9 点钟。自麻醉后，整个手术过程患者浑然不知，感觉似睡了一觉，醒来后或许已经躺在麻醉恢复室了。一般在手术结束后 1 个小时以上，家属见到患者。如此看来，整台食管手术 4 个小时，家属在手术室外面等待的时间一般在 6 个半小时以上，如果手术不顺利，麻醉苏醒也慢，家属等待的时间会更长。所以，家属眼中的手术时间（室外等待时间）和外科医生真正的手术时间（可以看麻醉单或手术记录）是有区别的。如果不是第一台手术，患者当日不能吃不能喝，在病房静静等待，期间给予输液。有限的研究表明，晚上进行的手术，失血量和并发症率要高于白天进行的手术。所以，我所在的肿瘤医院，晚上8点以后不允许开始新的手术。

术后第1天即可下地活动，且鼓励多下地活动，预防血栓，促进呼吸功能恢复，避免肺部感染；

术后第3天，肠道功能恢复，排气排便；

术后第5天，基本停掉了静脉营养，输液量大幅减少，开始全量的肠内营养；

术后第7~8天，造影证实没有吻合口瘘，开始饮水；

术后第9天，开始进流食，细嚼慢咽，少食多餐；

术后第10~14天，避开周末，办理出院。

13. McKeown 手术后的管路管理

手术后身上会插多少根管子，是患者比较关心的问题。以颈胸腹三切口手术（Mckeown 手术）为例，留有以下管路。

尿管：手术当天留置，术后24小时拔除。

中心静脉导管：术前留置，出院时才拔除。

胃管：观察吻合口有无出血，必要的管状胃减压，避免吻合口张力过高，术后第3天拔除。

颈部引流管或引流条：术后第3天拔除。

腹腔引流管：腹腔镜手术可以不留置，如留置，术后第3天拔除。

胸腔引流管：开始进食后拔除，一般留置8天。

空肠造瘘营养管：留置在腹壁外，也就是 J-Tube，术后第1天开始肠道给水，第2天开始给营养液，逐渐加量，第5天时停掉静脉营养，过渡至全量肠内营养。留置至术后辅助治疗（化疗、放疗）结束，避免辅助治疗期间出现进食不足，可以通过 J-tube 给予补充肠内营养。

14. 食管癌手术后常见并发症

食管手术住院期间，容易发生一些问题，信任医生，充分沟通，有什么问题就解决什么问题。

心律失常：窦性心律过快，通常发生在前3天，多因体液丢失过多，容量不足导致，调整输液，服用降心率的药物；房颤，多由胸腔压力不稳定，或管状胃刺激心脏导致，给予药物转复，效果良好。

咳痰乏力：通常因手术清扫淋巴结损伤了肺的迷走神经或喉返神经，肺膨胀不好更加引起分泌物增多，必要情况下床旁支气管镜吸痰，具有立竿见影的效果。

左侧胸腔积液：左侧通常为非手术侧，因为食管手术通常需要切除双侧的纵隔胸膜，也只有这样，手术才做得干净、彻底，但不可避免引起创面渗液进入左侧胸腔，而左侧术中无法预留引流管，积液过多影响肺膨胀及呼吸，而且有可能因此带来积液的吸收热（38℃以下的发热），通常需要B超定位，穿刺引流，引流管留置48小时即可拔除。对左侧胸腔积液的穿刺引流应该积极，积液量在200ml以上，一般就会建议穿刺，B超往往对积液多少的判断比真实情况偏少，B超医生经常建议：积液不多，才1~2个肋间，液深才1~2cm。这个时候穿刺，往往积液量都会超过400ml，远超过B超医生的估计。有争议的穿刺，往往患者预后都是很好的，如果不积极穿刺引流，患者的恢复会出现不同程度的延迟。术中留置纵隔引流管可以减少术后出现需干预左侧胸腔积液的概率。

声音嘶哑：食管手术淋巴结清扫最难的一站是左侧喉返神经旁的清扫，需要裸化神经，尽可能避免能量器械（电钩、超声刀）的使用，降低损伤。扩大的两野淋巴结清扫和标准的两野淋巴结清扫，区别就在于是否清扫了这一区域的淋巴结，可见其难度之高。曾有专家称，如果做了这一区域的淋巴结清扫，声音嘶哑的发生概率在30%以上。神经损伤大多数恢复不了，但绝大多数的声音嘶哑却会恢复，这是因为健侧声带会代偿移位，使得说话声音恢复，对于一些声带工作者（比如歌手），虽能恢复说话，但很难再现昔日风采。

术后伤口疼痛：自从微创手术开展以来，术后伤口疼痛的发生概率已经非常低了，不需要额外干预。

术后吻合口瘘：术后吻合口瘘也是相对常见的并发症之一，已在其他部分阐述，不再赘述。

15. 食管癌手术的适应证

外科手术适合病变上缘距离环咽肌不小于5cm的胸段食管癌，T分期在 T_{4a} 或以内，且未出现远处转移的患者（锁骨上及颈部淋巴结转移除外）。部分治疗中心尝试颈段食管癌的外科切除，以及分期达到 T_{4b} 的联合脏器切除，不纳入本书的常规讨论范围之内。对于分期达到 T_3 或以上，或不论T

分期如何，出现淋巴结转移的可切除患者，推荐先进行术前新辅助治疗再行手术。新辅助治疗的方式包括同步放化疗和单纯化疗，两者均是可选的新辅助治疗方式。放化疗联合免疫治疗或化疗联合免疫治疗作为新辅助治疗的手段有待更多的研究证实，未来可期（如图 19）。

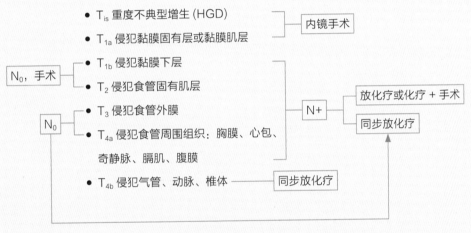

T$_{1b\text{-}2}$N$_0$：直接手术
T$_{3\text{-}4a}$ 或 N+：新辅助治疗 + 手术
必要条件：病变上缘距环咽肌（crico pharyngcus）5cm 或以上的病变，一般在距门齿 20cm 或更远

图 19　食管癌手术适应证及综合治疗原则

对于尚不能确定的 T$_{4b}$ 病变，可尝试先进行新辅助治疗，待肿瘤退缩后再次进行可切除性评估，仍有机会接受根治手术。对于已接受根治性同步放化疗的患者，如果病变仍有残留或出现局部复发，可再次进行外科可切除性评估，仍可尝试切除，被称为挽救性手术。

16. 食管癌手术的禁忌证

（1）颈段食管癌：食管癌病变上缘与门齿距离在 15~20cm。

（2）中段食管癌侵犯支气管或者主动脉：侵犯支气管可通过气管镜或者超声气管镜评估，侵犯主动脉通常通过增强 CT 或者磁共振判断，比如食管癌与主动脉的包绕角度大于 90°，往往提示需要磁共振进一步评估，了解两者之间的脂肪间隙是否尚存在。

（3）合并气管食管瘘：肿瘤侵犯气管，无法切除干净。

（4）肝转移：通过血行转移至肝脏，预后很差（单发的肺转移，未必是手术的禁忌，只要肺转移也能同食管癌一并切除，以我个人的经验来看，建议积极手术）。

（5）高龄：年龄早已不是手术的限制，过去认为 70 岁以上的食管癌手术就需慎重，因为微创手术和监护水平的进步，目前只要身体耐受度尚可，85 岁以内都可以考虑手术。

（6）合并有严重心、肺、肝功能障碍：慢性心衰、重度慢性阻塞性肺疾病、中重度肺纤维化、中重度肝硬化等。

（李少雷）

九、食管癌的围手术期处理

1. 手术前的身体评估需做哪些检查

术前常规 6 管血：血常规（血中三系白细胞、红细胞、血小板三者的水平），生化全项（肝肾功能、电解质、血糖、血脂），感染筛查（乙肝、丙肝、艾滋病、梅毒，为的是不让传染病交叉传播，有传染病的患者会建议使用一次性操作用品，重复使用的器具消毒要求更严格），凝血功能（防止出血是所有外科手术的第一要务），血型（万一手术大出血了，得紧急输血，提前做同型配血是为了给手术保驾护航），肿瘤标志物（术后监测复发和转移备用，留取基线资料）。

心功能：心电图。深入的检查包括 Holter（24 小时动态心电图监测），心脏超声（也叫超声心动）。

肺功能：动脉血气分析，肺通气功能检测。食管癌手术要求术中单肺通气，这个显然也很重要。

血栓的筛查：导致术后早期急性死亡的原因出现较多的，除了大出血，其次就是肺梗死和心肌梗死，所以要提前筛查双下肢的静脉有无血栓，需要做双下肢静脉超声。颈动脉超声则可以评估颈动脉是否有硬化斑块，除了评判脑卒中事件的概率，也能间接反映全身动脉的硬化情况。对这些筛查有异常的患者，则要在术前术后给予预防性抗凝治疗。

当然还包括患者原有疾病的评估，比如说合并有高血压、糖尿病、冠心病等患者的评估，会指导患者控制好基础病，降低一切可能降低的风险。

2. 如何对食管癌患者的营养状况进行评估

大部分食管癌患者术前就伴有不同程度的营养不良。对重度营养不良的患者，术前必须给予营养支持后方可手术已成为共识，术后早期营养支持已在外科普遍应用。无营养问题的直接手术治疗，重度营养不良必须先营养干预，对轻或中度营养不良者进行营养教育，是否必须干预尚无明确标准。

营养不良使组织愈合能力减弱，免疫功能下降，食管癌患者术后感染的发生率约为 10%。营养状态的改善及免疫功能的提高，对于食管癌患者具有临床重要意义。食管癌患者术前饮食困难及肿瘤因素会导致不同程度的营养缺乏，另外手术创伤大，术后机体强烈的应激反应，使得术后分解代谢加强，机体往往处于负氮平衡代谢状态，影响机体各器官的功能代偿及围手术期恢复。术前营养支持可使患者转铁蛋白及前白蛋白水平均有一定增高；肺部并发症及切口感染发生率明显下降；术后住院时间缩短，大大降低住院费用；术前营养干预改变了患者术后恢复质量。

如果患者能进半流食，且消瘦不明显，一般情况下患者的营养状况应能基本维持在正常水平。如果患者只能进流食且时间长达 2 周，则患者体重会有所下降，营养状况会受明显影响。如患者体重下降在 5kg 以上，提示营养状况差，且预示病期较晚，预后不良。进食状况不佳的患者，术前应适当补充各种营养物质，包括水、电解质、糖、微量元素、多种水溶性，以及脂溶性维生素、各种氨基酸和脂肪乳等。通过肠内和 / 或肠外营养支持一段时间后再手术有利于围手术期康复。对于轻、中度营养不良的食管癌患者，在术前给予营养支持治疗，不仅可以改善术后营养状况，提高免疫力，而且对于有效缩短患者平均住院时间、降低感染风险、改善预后具有重要作用。评估患者术前营养状态是保证手术治疗效果的一项很重要的工作，护士与患者日常接触最频繁，应将患者的营养状态评价、个体化饮食计划与指导作为专科护理工作的重要组成部分，与医师积极沟通配合，更好地履行护士作为健康教育促进者和健康协调者的职责，推进临床营养的规范化和制度化建设，促进患者的康复。

3. 罹患食管癌怎样就诊

中国的食管癌新发病例超过世界半数以上。食管癌属于胸外科诊治的范畴，可以做手术治疗，也属于放疗科诊治的范畴，可以做放疗或同步放化疗，还属于肿瘤科或者消化肿瘤内科，可以进行化疗等药物治疗。

得了食管癌，先要找胸外科医生评估，再找放疗科医生，最后才找内科医生，这是最佳的就诊顺序，是常年开展食管癌多学科协作治疗的经验总结，找不对首诊科室，则会发生治疗上的混乱。手术治疗在近一些年取得了快速发展，手术的适应证选择、微创手术理念、围手术期综合治疗理念都有所更新，罹患食管癌，最好先找外科医生就诊，进行可切除性评估。对于一些尚不能确定有无切除机会的食管癌，可先进行药物治疗或者放化疗，之后根据疗效可再次进行手术的可切除性评估。

因为食管癌的症状主要是影响吃饭的问题，所以如果症状持续存在，生活质量将持续下降。诊治肿瘤和诊治急性病不一样，治疗的主要目标首先是延长患者的寿命，缓解一些不舒服的症状作为其次的考虑。食管癌主要靠手术根治，而手术要做消化道重建，术后反而会新增很多不适的症状，甚至更难受。而如果家属只想改善生活质量，是本末倒置的，尤其当病情较轻，还有机会通过手术根治的时候，患者及家属存在"趋利避害"的心理，了解信息不够全面，容易抓不住主要矛盾，选择不恰当的治疗方案。

肺癌的发病率很高，胸外科医生主要接诊的患者都是患跟肺相关的疾病，受众面更广。食管癌手术时间长，患者术后恢复慢，治疗效果不如肺癌，医生的成就感不强，这也阻碍了很多胸外科医生将食管外科作为自己的发展方向，其结果是很多胸外科医生也并不擅长食管癌的手术治疗。食管癌发病跟不良的饮食习惯、抽烟、酗酒、吃粗粮等相关，患者的依从性相对较差。以上这些原因导致医生有时候也会"嫌弃"食管癌，直接导致了食管癌的诊疗水平提高缓慢，患者在看病过程中经常"找不到北"。在此，我们也提醒患者，就诊时要多咨询几个外科医生，不要轻易否定手术的可能性。

4. 食管癌的术前准备

并不是确诊了，就越快做手术越好，在术前，医生需要进行充分的准备工作。肿瘤根治手术术前需要制订近乎完美的切除方案，患者则需要做好心理和身体的充分准备，以降低风险且有足够健康的身心配合完成术后的辅助治疗。

所以确诊了食管癌，别急着马上手术，2~4周的准备是最佳等待时间。那么，在这段时间里，患者又要做些什么呢？

改善营养：食管癌多因进食梗阻起病，患者有不同程度的体重下降和营养不良，所以术前至少需要用两周时间纠正营养状态。保持原有的饮食习惯和进食量不变，在此基础上额外补充营养制剂，可以购买营养粉、蛋白粉，或者直接口服的营养液，但也不必追求所谓的"肿瘤患者专用""增强免疫力配方"等，去超市买点成年人喝的奶粉就可以，配方奶粉就能满足全部的营养需要。推荐高蛋白饮食，乳清蛋白粉要优于普通蛋白粉。

纠正营养不良的目标当然是恢复得病以前的体重水平，最低要求是起码维持目前的体重不再下降。在持续体重下降的情况下做手术，出现术后并发症的概率要高很多。

呼吸锻炼：食管癌手术需要开胸，哪怕是时下流行的微创手术（minimally invasive esophagectomy，MIE），也需要术中行单肺通气或者向胸腔内注入二氧化碳，使得手术一侧的肺萎陷，单肺通气或者肺萎陷势必造成肺通气不足，气道内分泌物随之增多，就是所谓的痰液。手术时间越长，则痰液越多。这也是为什么手术做得快慢与否，是衡量手术技术的一个重要指标。术后则需要把痰液尽可能咳出来，才能让肺充分膨胀起来。膨胀不全的肺，会增加肺感染的机会。另外，肺膨胀不全往往伴随气胸同时存在，胸腔内的压力随着呼吸运动和心跳忽高忽低，手术上提的胸腔胃就要受很大影响了，吻合口张力不稳定，发生吻合口瘘的概率就大很多了。吻合口瘘多伴发胸腔感染，胸腔感染引流不通畅腐蚀了血管，还会引起术后的迟发性出血，环环相扣，形成恶性循环。

可见，从医生的角度讲，需要缩短手术时间，减轻创伤。麻醉师也很重要，术中吸痰要及时，避免不吸痰情况下膨肺，把痰液都吹向支气管的末端肺泡内，雪上加霜。

于患者的角度来讲，术前需要做充分的呼吸功能锻炼和体力储备，术后才能有效地咳嗽，咳出痰液，促进肺复张，降低后续并发症发生的概率。所以胸外科的医生，术后总是强调患者要好好咳嗽咳痰。患者往往因伤口疼加之心里的恐惧不敢使大劲咳嗽，多以"清嗓子"敷衍。那么术前的锻炼和准备，就显得至关重要了。

术前的呼吸锻炼包括：有氧运动，慢跑或快走，如术前2周每天晚饭后在小区快走将近1小时，效果不错。其次，可以做深呼吸锻炼和练习憋气。再其次，还有呼吸训练器，如每天练习吹气球。另外，锻炼有效的咳嗽，咳嗽时要气沉丹田保持张力，动作宁少毋假，宁慢毋滥。术前经过良好训练的人，术后明显要恢复得更快更好。

吸烟导致气道黏膜慢性炎症，需要两周左右的时间给予机体来修复慢性炎症，否则术后痰液的量明显多。因此，术前需要戒烟两周以上。此外，烟草里的有毒物质对微循环的黏膜也有损害作用，术前吸烟，术后更容易并发微血栓。

术前1天：在手术前1天，患者肯定已经住院了。事实上，在目前资源紧缺的情况下，很多医院都是术前1天才通知患者住院的，此时所要做的就是配合医生和护士，进行备皮、备血、宣教、术前谈话签字、服用泻药清空肠道。护士往往告诉患者术前1天晚上的22点以后就不要再进食进水了，不过可以预估一下手术时间，如果不是早晨的第一台手术，则能够饮水的时间可相应延后，胃4~6小时就排空，只要麻醉前 6 小时不喝水就行了。很多时候患者术前禁食水的时间过长，加上又服用泻药，手术当天的静脉输液又不及时，造成缺水状态下手术。

特殊患者的准备：有高血压的患者，降压药可以服用至手术当天清晨。长期服用阿司匹林的患者，需要停用 5 天以上才能手术。既往放过心脏支架服用抗凝药比如波立维的患者，至少要停药 1 周以上，同时用低分子肝素来代替手术前后的抗凝治疗。有糖尿病的患者，空腹血糖控制在 8mmol/L 左右即可满足手术。发生过急性心肌梗死和脑梗死的患者，3 个月内禁忌肿瘤根治手术。

食管癌手术前做的系列检查，前面已提到过，不再赘述。此外，术前检查和术前准备的时间是重叠的，并不冲突。

5. 食管癌的术前谈话

术前谈话，是医生告知手术方案和各种风险，患者和家属表示知情同意并签字的过程，仪式感很强，代表着医生被授权对患者施行手术，患者则心甘情愿把自己的身体托付给麻醉医生和外科医生。术前谈话签字具有法律意义，约束着双方。

患者确诊后，出于保护其心理的愿望，家属往往会请求医生对患者病情进行适当隐瞒。再加上患者由于患病导致体力不支，有时难以对自己的病情有一个全面的了解。所以，就有了"授权委托"这回事。患者委托被授权人（一般是直系亲属）接受医生告知的病情及各种诊疗风险，被委托人则有签署文书的义务。在这样的医疗环境下，原本最有知情权和话语权的患者往往失去了主动地位，而是被委托人主宰着一切。但事实上，我们应该有一个清晰的认识：患者是有权利知道自己的病情的，而医生也有如实告知的义务，希望医患双方都能充分认识这种权利和义务，不对患者进行实质性的隐瞒。

在术前谈话过程中，首先，医生会告知为什么要做手术，做什么样的手术，手术中会采取怎样的切除方式，作为患者家属，此时大多会听得云里雾里。但无论怎么困惑，都千万不能抓狂地抛下一句"医生你别说了，反正我也听不懂，该怎么办您就看着办。"这样说无异于自己放弃了知情权，并给医生一种患者家属不负责任、对结果无所谓的错觉，更可能打断医生的思路。与其说术前谈话是在告知患者家属手术怎么做，不如说是医生在对手术进行一番自我梳理。术前谈话是个与医生深入交流的难得契机，与其心烦意乱，放弃交流，不如坐下来好好沟通，获取对等的信息，建立彼此之间的信任。

6. 食管癌手术后如何恢复饮食

食管癌术后可能面临的症状有：

食管切掉了，原本通过蠕动输送食物的功能部分丧失，所以术后吃饭还是不顺畅。

贲门没有了，胃酸反流没有了阻碍，术后会有反流性食管炎的症状，如嗳气、烧心、吐酸水、咳嗽等。

胃被切掉一部分，且变成了管状胃，储存和消化食物的功能下降，所以吃饭容易饱胀，吸收也不好，容易更消瘦，消化不完全的食物进入小肠，还容易引起腹泻。

术后三个月后，有时出现吃饭再次严重梗阻情况，一种可能是出现了吻合口狭窄，瘢痕愈合所致，多数情况下需要做内镜下球囊扩张治疗；另外一种可能是食管癌又在吻合口附近复发。这两种情况都需要再次做胃镜才能明确。

应对策略如下。

对于一个食管癌术后患者，上述症状或多或少都会出现。

面对术后症状，我们首先需要明确一点：手术是为了根除肿瘤用来保命的，消化道的重建，不可避免地会带来这些问题，甚至这些痛苦的症状要远远超过患病时进食梗阻引起的不快，所以我们必须有正确的认知，通过调整饮食习惯和结构，去克服这些不适，从而无限接近患病前的水平，一切皆有可能。

手术恢复顺利的话，医生会在1~2周的时候带患者去做个上消化道造影，证实吻合口确实愈合好了，而且造影剂通过吻合口和胃比较顺畅，会告知患者开始恢复经口的饮水。

恢复饮食应循序渐进，从少量饮水开始，过渡无渣饮食，再过渡流食，半流食，大概要过很长一段时间，才能恢复普食。一般医生只指导患者恢复到进流食的阶段，后面的恢复就得靠患者自己的感受了。

恢复饮食的原则为：细嚼慢咽，少食多餐。

为了避免反流症状，可在饭后走一走，依赖重力让食物排空，进食后少量饮清水，冲刷食管及吻合口，平时出门散步也应该携带温开水，时不时喝一口。睡前1小时杜绝进食和饮水，睡觉床头要垫高，保持上半身30°以上，侧睡也可以，向两侧睡的感觉会不一样，尽可能向舒服的那一侧睡，一般是向没开胸的那侧躺好一些。

另外脂肪在肠道内不易被吸收，容易引起腹泻，所以食管癌术后应该进食低脂的食物,一些刚做完手术不久的患者,一开始恢复就大量喝鸡汤喝排骨汤,拉肚子也是可以解释的科学问题。推荐高蛋白饮食,包括鸡蛋清、豆腐脑、鸡胸肉、虾仁等。可适当补充乳清蛋白粉。

药物可以帮忙:腹泻就服用止泻药,思密达。腹胀,打嗝可以服用胃肠动力药多潘立酮片、莫沙必利等。反酸咳嗽可以用抑酸药奥美拉唑抑制因反流引起的咳嗽,止咳药如甘草片、止咳糖浆等。用一些漱口液经常保持口腔必要的卫生。还有中成药口服液,比如康复新液,对于黏膜保护,溃疡面愈合也有好处。药物有很多种,这里仅举例说明,都是些便宜好用的常见药,懂得了原理,选择适合自己的药物就不难了。

关于食管癌吃饭和营养的问题,相较种类,食物的性状更重要。经常有患者问:"医生,某某食物可以吃吗?"其实,没有绝对不能吃的食物,食物的性状只要足够"软"就行,对于一些牙齿不好的患者,不能充分咀嚼食物,可通过料理机将食物变成软食或半流食。

食管癌术后,患者往往因为饮食习惯和消化吸收的重大调整,出现不同程度体重下降。即使饮食恢复得很好,可体重还是涨不上去。患者应尽可能维持可观的体重,这一点对保持良好的体力状况非常重要,体重也是衡量营养好坏最简单直接的指标。

疾病发生在患者身上,病痛加诸己身,所以首先最应该做的是善待自己,保持良好的心态,尤其食管癌术后重新建立新的饮食习惯和平衡,保持良好的自我感觉非常重要。

7. 术后还需要做辅助治疗吗

食管癌术后的病理分期(pTNM)是独立于临床分期存在的,经过新辅助治疗后的病理分期(ypTNM)也是独立存在的。手术以后,患者的预后不再按照初诊时的临床分期进行判断。术后是否继续做辅助治疗一方面取决于病理分期,另一方面取决于对手术质量的判断,那么就要参考病理报告和手术记录了。

食管癌术后的辅助治疗一直以来学术界争议也比较大,NCCN 指南向来推荐只要手术做到了完全切除(R0 切除),术后是无需辅助治疗的。而 JES 的指南推荐非早期食管癌术后患者进行辅助化疗。不同情况下即使患者术后的病理分期相同,医生给患者的建议却是大相径庭的。最近,CheckMate 577 研究结果的正式发表，NCCN 指南的更新，使得关于食管癌术后辅助治疗的争议再次甚嚣尘上。

如果是做了根治手术，也就是说患病组织已经切除干净了，但是为了预防复发，医生还是建议继续做点治疗，这种治疗统称为术后辅助治疗。

食管癌根治手术以后，到底还需不需要做辅助治疗，一直以来争议比较大。既往辅助治疗的临床试验都没有获得一个好的阳性结果，究其原因，食管癌手术是一个破坏性比较大的手术，需要切除食管，进行广泛的淋巴结清扫，做消化道重建，手术创伤往往涉及胸、腹、颈 3 部分，大多数患者术后身体羸弱，很难再坚持化疗、放疗等毒副作用比较大的治疗，所以很多临床试验无疾而终。

NCCN 指南代表着最先进的诊治指南，就在今年以前，指南一直推荐根治性切除后的食管癌，不管分期如何，都是不需要做辅助治疗的，也就是说术后定期复查就可以了。但是随着 CheckMate 577 研究结果在 *the New England Journal of Medicine* 的发表，指南也同步迅速做出更新。手术之后，如果病理没达到完全缓解的患者，推荐做 Nivolumab 的辅助免疫治疗。

577 研究的入组标准是Ⅱ~Ⅲ期的食管或胃食管交界部癌，在经过放化疗 + 手术以后，病理上没有达到完全缓解的患者，按 2∶1 的比例进行随机分组，2/3 的患者进入术后辅助 Nivolumab 治疗组（240mg 每 2 周一次，16 周之后改为 480mg 每 4 周一次，共计用药一年），另外 1/3 的患者进入安慰剂对照组。对比两者的无病生存期（DFS）发现，532 例免疫治疗患者的中位 DFS 是 22.4 个月，而安慰剂组仅有 11.0 个月。免疫治疗组的 3~4 级不良反应的发生率是 13%，9% 的患者因为副作用中止了治疗，安慰剂组出现 3~4 级不良反应的发生率是 6%，中止治疗的概率是 3%。从 DFS 的生存曲线可以看出，免疫治疗组的不复发率高于安慰剂组 10 个百分点左右。

CSCO（中国临床肿瘤学会）指南代表我国专家共识，和 NCCN 指南的推荐有很多相似之处，对于切除干净的食管癌，暂不推荐术后再做治疗。但对于新辅助放化疗以后，达到了 R0 切除，却又没达到病理完全缓解（pCR）的患者，推荐参照 577 研究的试验结果，进行一年的辅助 Nivolumab 治疗。这一点和 NCCN 指南几乎同步做出了更新。

JES（日本食管协会）指南推荐手术后切除标本有淋巴结转移的患者做术后辅助化疗，较单纯手术可以使 5 年无病生存率从 45% 提高至 55%，尽管如此，术后辅助化疗并没有带来总生存率的提高。但整体来说，日本的指南是推荐做术后辅助化疗的。

577研究给我们带来了一个改变的契机和理由，在研究中，我们发现副作用小的辅助免疫治疗降低了患者的复发率，再结合以前失败的临床试验，我们可以猜想，辅助治疗获益的前提是患者能耐受这样的治疗，并不会因此而使身体遭受更大的伤害。换一个角度来考虑这个问题，假设食管癌手术越做越微创，患者很容易从手术的创伤中恢复良好，那么更为激进的辅助治疗，比如辅助放化疗是否应该被重新评估其地位，而使得手术后的复发率进一步降低，是医生们未来应该思考的一个课题。不管怎样，外科医生的食管手术目前是越做越微创了，患者恢复得快且好。我个人相信，会有更多的患者从术后更为激进的辅助治疗中获益。

如果食管癌手术没切除干净，也就是说病变在体内仍有残留，或者手术切缘可见癌残留（切缘阳性），那么术后是肯定要继续做治疗的，这种情况推荐术后做以放疗为主的治疗，比如放疗＋化疗，比如同步放化疗。手术没切干净，需要继续做治疗，不在以上辅助治疗的讨论范围之列。

如果让医生给一个外单位手术患者提供术后治疗建议，会参考术前的分期检查资料、手术记录和术后的病理报告。尽管如此，手术记录和病理报告常存在与真实状况脱节的情况，手术记录是模板化的流程记录，未曾真实描述肿瘤的外侵以及淋巴结是否肿大等实质内容，病理报告不记录环周切缘，也不评估转移淋巴结是否包膜完整。手术到底切干净了没有，外人竟无从知道。这个时候问主刀医生，可能是最佳的一个选择。

术后的治疗，得有据可循，有充分的证据证明这么干是能获益的，否则想当然的治疗是不可取的。比如，因为术后病理有脉管癌栓就要做辅助治疗，这是没有科学依据的。还有因为肿瘤是低分化的，难道就要做术后治疗吗？对于手术质量堪忧的不确切手术，病理报告和手术记录没有证据表明手术没切除干净，这种情况下到底还要不要补做术后治疗，真的是一个难以回答的问题。手术记录应该客观记录术中的情况，做到详尽而全面，只有这样，患者就诊于不同医生时，才会获得更为全面的疾病信息。食管癌的多学科协作是非早期食管癌接受科学综合治疗的必要前提。

综上所述，手术后可以做辅助治疗来降低复发率，做与不做，首先应该参考手术医生的建议，如果手术医生建议做，尚需要看是否符合指南的推荐，是否有充分的理由。对于没有切净或者切净与否存疑的手术，术后推荐患者继续治疗，一般需做放化疗或化疗。对于切净的手术，如果患者经过术前治疗达到了病理完全缓解，那么不推荐术后辅助治疗，没有达到病理完全缓解的患者，推荐做术后辅助一年的免疫治疗。对于直接手术的患者，如果术后分期在 $T_2N_0M_0$ 或以内，也不推荐术后辅助治疗，如果术后分期为 T_3 或以上，或者存在淋巴结转移，那么推荐术后辅助治疗。所有术后辅助治疗都以患者身体能耐受为前提，本身就是出于预防复发的目的，不必强求。

8. 手术是否切净的考量因素

能将病灶切干净的手术被称为 R0 手术，这意味着术后体内没有肿瘤残留（no residual），第一考量切缘必须得是阴性。鉴于食管手术的特点，一般要关注的是食管的上切缘，还有肿瘤附近的环周切缘，遗憾的是，很多手术单位都不评估环周切缘的状况，尤其对于 T_3 的病变，肿瘤已经侵及了食管的外膜，那么外膜更外面是否还有正常的组织被一并切除掉，决定了环周切缘是否阴性。如果本身是 T_1 或 T_2 的病变，肿瘤累及范围本身尚未达到外膜层，只要肿瘤局部的食管切除是完整的，那么环周切缘可以自动认为是阴性。对于环周切缘为阳性的患者，也被认为手术是没有切除干净的。对于 T_3 或 T_{3+} 病变，病理报告未提及环周切缘的情况，这样的手术是否为 R0 手术，属于不确切手术，参与手术的外科医生是最接近真相的人。对于 T_3 和 T_{3+} 的病期，本身能手术切除，患者就已经在很大程度上会获益了。

食管手术是否切得干净，第二考量就是淋巴结的清扫。NCCN 指南推荐，对于术前没做过放化疗的患者，推荐手术至少要切除 15 枚以上淋巴结，才能更好地评估淋巴结分期。对于术前做过治疗的患者，到底应该切除多少淋巴结，尚没有确切推荐，但大体也和没做治疗的患者一样，推荐切除类似的淋巴结数目。目前公认的食管癌淋巴结清扫范围应该包含腹胸两野，尤其是上纵隔气管食管沟内的淋巴结（左右喉返神经旁的淋巴脂肪组织）应该被包含在常规清扫范围之内，至于颈部的淋巴结是否做清扫，可以选择性的做，如果存在可疑或确切转移，那么必须做清扫。如今，经左开胸一切口的食管鳞癌切除手术，限于无法清扫上纵隔淋巴结，以及上切缘可能过近，远期出现淋巴结复发的概率相对较高，已经是接近被废弃的一种手术方式。

9. 食管癌的术后随访和复查

交代食管癌患者术后复查的周期、目的及意义，是外科医生的职责所在，认真倾听、记录医生的叮嘱，也是每个患者应当做到的。

通常我们要求患者在术后 1 个月时进行第一次复查，了解患者的体力恢复情况、进食状态、体重变化情况，以及是否存在反流症状等。复查的客观检查内容包括：胸部的增强 CT，腹部颈部的超声，抽血化验血象、生化全项（肝肾功能、血糖、血脂、电解质）和肿瘤标志物等。

此外，第一次复查的结果，作为术后基线资料，便于将来对比用。

如果不是早期的食管癌，需要做化疗、放疗的话，则在术后 1 个月就可以开始了。良好的营养状况和体力储备，是应对化放疗的必备条件。

如果术后不用做化放疗，则进入术后两年内每 3 个月 1 次随访复查的流程，3~5 年时每半年 1 次，5 年以后改为 1 年 1 次。

如果术后化放疗结束，则一般在治疗结束后 1 个月时复查，之后也进入每 3 月 / 半年 /1 年的复查周期。

在医生眼里，关注的随访指标包括复发转移率、生存率、生活质量等，就像患者也比较关心术后还能活多久，还能不能正常生活等核心要点。术后随访复查的意义就在于，医生根据恢复情况，给予必要的指导，从而改善患者的生活质量，此外如果监测出了复发和转移，可以早点干预，同样达到延长生存的目的。

10. 吻合口瘢痕狭窄和吻合口复发

吻合口狭窄包括瘢痕引起的良性狭窄和癌性狭窄，钡餐造影可初步鉴别，明确诊断则通常通过胃镜检查。出现吻合口瘢痕狭窄的常见原因包括：医生吻合时食管和胃黏膜切缘不整齐，引起环状瘢痕；术后发生吻合口瘘，周围产生炎症；患者为瘢痕体质；术后反流性食管炎引起纤维瘢痕；术后长期未进食，或总是吃流食和半流食，吻合口未得到扩张形成挛缩。

说白了，我们能做的，就是选个好的外科医生，吻合的时候切缘弄得整齐一点，术后早期恢复饮食，及时地扩一扩撑一撑，一旦出现了吻合口瘘，再愈合后，狭窄的概率要高上很多。我们无法改变瘢痕体质，但反流性食管炎是可以进行适当药物干预的。

食管癌术后吻合口狭窄是可以通过早期的进食实现预防的。食管癌术后建议患者以软食为主，理论上吃的食物种类不受限制，只要经过充分的咀嚼，什么都能吃，如果每个食物都能保证被咀嚼 20~30 次，无论它是什么，都会变成流食或半流食。

吻合口狭窄常在术后 1 个月发生，也可能延迟发生，没有统一的诊断标准，通常以患者进食后的自我感受为判断依据。所以医生在随访时要了解患者的饮食种类和通畅程度，如果复查时医生只关注检查单和化验单，患者要主动告诉医生进食方面的恢复情况。出现了吻合口狭窄，需要做内镜下扩张治疗，往往一次扩张不够，需要短期内连续做几次，才能达到满意的效果。

癌性狭窄，属于肿瘤在吻合口附近复发，通过胃镜可以明确，一旦出现吻合口附近复发，需要进行全面评估，再次接受抗肿瘤治疗。

11. 出现吻合口瘘了怎么办

食管癌手术后可能会发生吻合口瘘和气管食管瘘。晚期食管癌，肿瘤肆意生长也会出现气管食管瘘。做放疗的患者也偶有并发气管食管瘘。

单纯的食管瘘或气管瘘很少见，那是因为食管和气管毗邻，都是管腔类的器官，如果食管一方出了问题，破溃后消化液溢出总得有个发泄口，很自然的，气管就"沦陷"了。

手术后出现吻合口瘘，那是因为手术中贲门和大部分食管都被切掉了，管状胃与食管相接，胃的黏膜是腺上皮，食管的黏膜是鳞状上皮，不一样的组织强行缝合接起来，愈合也就不那么顺畅了，加之贲门被切除，胃液反流也会影响吻合口的愈合，所以术后一般都需要胃肠减压，及时地把胃液吸出来。

吻合口瘘的发生率也是评价医生食管癌手术水平的重要参考指标。每个医生有不同的手术习惯，有些靠手工吻合，瘘的发生率可以很低；有些则更喜欢圆形吻合器吻合，更易学也更稳定。

吻合口瘘一般较少影响到气管，那是因为吻合口不与气管毗邻，手术破坏了原有的纵隔结构和胸膜，所以吻合口如果在胸腔，消化液溢出后直接流入胸腔，几乎都会伴发胸腔感染，差异只在于表现或不表现出来明显的症状。如果吻合口在颈部，则通常表现为颈部切口周围的蜂窝织炎，甚至出现皮下气肿。

所以面对吻合口瘘，基本上就是在面对感染，要把溢出的消化液和脓液及时排出体外，因此，充分的引流非常重要，也因此，发生了吻合口瘘，医生会去设法穿刺引流或开放伤口。当伴发胸腔感染时，需应用抗生素，避免感染波及全身，引起脓毒血症或者败血症。

瘘口要愈合，还依赖充分的营养，这一点非常非常重要，可以参看后面关于充足营养的表述，基本是相同的；不同的是，现在很多食管癌手术都会同步留置十二指肠营养管或者空肠造瘘营养管，方便术后给予患者充分的肠内营养支持，要远好于给予大量的静脉营养。

12. 出现气管食管瘘怎么办

比起吻合口瘘，气管食管瘘则要更危险一些，因为消化液和脓液随时有可能进入气管，引起吸入性肺炎，严重者会窒息死亡，不论是哪种瘘，绝不允许经口饮食。气管食管瘘明显的表现是咳嗽，咳出物除了痰液还有消化液。气管食管瘘的处理原则要把握以下几点：

（1）充分的胃减压，一般要留置胃管，持续负压吸引，避免消化液持续进入气道内。

（2）及时清理进入气道和肺内的消化液或食物，自身的呛咳是一种保护性反射，如果患者体质很弱，无法全部排出吸入物，则要医生辅助气管镜吸除痰液和消化液。

（3）所有的气管食管瘘都应该找相关的医生评估放置气道内支架的可能性，目的是封堵瘘口，避免窒息等不良事件的发生。在不同的医院，放置支架由不同科室的医生负责操作，患者听从医生安排即可。一般不建议食管内放置支架，容易滑脱。

（4）有效的抗生素预防和治疗肺部感染。抗生素的使用最好依赖药敏培养的结果，以免用很高级的抗生素，"大炮打蚊子"，蚊子死了，身体也是千疮百孔，打乱了原有的寄生菌的平衡，暴发非常难治的感染。所以也要配合和督促医生尽可能地送检排出物的培养和药敏试验。

（5）充分的营养，是瘘口愈合的基本保障。静脉营养很难均衡人体所必需的全部营养素，而且大量输液会给心肺造成很大的负担，输注时间长了对肝功能有很大的损害，还经常伴发静脉炎，静脉营养的价格也要高很多，因此不推荐。我们更推荐肠内营养，也就是设法使得营养液直接进入肠道内，绕开食管瘘口的区域。可控解决的方案有好几种，其一通过胃镜留置经鼻的十二指肠营养管，即鼻饲，这里不太推荐营养管留置在胃内，和传统意义上的鼻饲还有点区别，因为营养液直接灌入胃内，会增加胃液的分泌，加重反流。其二可以选择做个小手术，胃造瘘或者空肠造瘘，留置营养管。至于肠内营养液，目前有很成熟的营养制品供选择，价格也不高，也在基本的医疗保险涵盖范围之内。

吻合口瘘属于术后并发症，有一定的死亡率，好在现在此类并发症的发生概率越来越低。气管食管瘘有少部分也是手术并发症或放疗并发症，处理比较棘手，但是大部分都还能有好的转归。晚期食管癌的气管食管瘘预后很差，短期内死亡率极高，一定要谨慎对待，一旦发生了必须接受住院治疗。

13. 如何预防和治疗吻合口狭窄

食管手术后，吻合口狭窄的发生与吻合口炎症、吻合口瘘和外科吻合技术等因素相关。

食管黏膜是鳞状上皮，胃黏膜是腺上皮，食管手术将胃和食管强行吻合起来，两种黏膜上皮想要连接愈合，并不是那么容易，而且胃黏膜还伴有分泌胃酸的功能，胃液反流也势必会刺激吻合口和食管黏膜，导致慢性的吻合口炎症和反流性食管炎。吻合口炎症的慢性刺激，导致瘢痕增生，容易发生吻合口狭窄。瘢痕体质的患者更是如此。

另一方面，吻合口瘘的发生一直是食管手术待解决的一大难题，也是评价外科手术质量的一项重要指标。发生过吻合口瘘的患者，待瘘口愈合后，更容易继发出现吻合口狭窄。

再者，吻合口狭窄的发生也和吻合方法、技术相关，医生会事先做一些措施，尽最大可能预防吻合口狭窄的发生。

针对吻合口炎症，建议服用抑酸药，比如奥美拉唑，减少胃酸对吻合口的刺激，从而减轻吻合口的炎症反应和瘢痕化增生。

另外，进食比较干硬的食物能对吻合口进行持续反复地机械扩张，吃馒头是个非常不错的选择，馒头在干的时候是比较硬的，可以起到扩张作用，万一被噎住了，用水送服，很快也能化开，不会导致持续梗阻。很多术后患者反馈，由于吃牛羊肉导致梗阻，直到就医才解决，所以术后早期（1~3个月内）吃大块牛羊肉需慎重，尤其是在没有经过充分咀嚼的情况下。

我们建议患者一天吃3两馒头，分3顿吃。吃的时候既不建议囫囵吞枣，也不建议过分咀嚼。建议患者术后3周即可开始，这个时候吻合口可以承受一定程度的机械扩张，不会影响愈合。坚持吃馒头餐半年后，吻合口的瘢痕和强度会稳定下来，再发生吻合口狭窄的概率就很小了。

还有一种理论，食管术后的进食可以不受限制，因为任何粗硬的食物，经过充分的咀嚼，都会变成流食，所以在食管手术的恢复阶段，提倡充分的咀嚼，甚至是过分的咀嚼。

关于食管手术后的饮食，还是那八个字：细嚼慢咽，少食多餐。

如果出现了吻合口狭窄，影响到进食，体重下降，甚至出现营养不良，可以做造影检查进行初筛，术后的造影一般服用碘海醇即可。一旦明确吻合口狭窄，建议及时做内镜下球囊扩张治疗，一次往往不够，需要连续做 3 次以上，每次间隔 1 周左右。

术后半年以上，对于突然或渐进性出现的进食梗阻，需要首先除外肿瘤复发的可能，推荐必要的内镜检查。

14. 食管癌术后合并反流性食管炎如何处理

反流性食管炎的原因在于贲门切除后失去正常扩约功能，另外，胃正常生理功能受影响，使幽门痉挛。患者症状多为反酸，胸骨后疼痛，烧灼感。此外，胃镜检查及活检、食管内滴酸试验、食管下端吸取反流液检查、消化道钡剂造影均是比较准确的诊断标准。正确的生活指导对治疗很重要，医生应建议患者进低脂、高蛋白饮食，少食多餐；避免进食过冷、过热食物，不吸烟，不饮浓茶、咖啡、烈酒；适当减轻体重，保持大便通畅；忌用抗乙酰胆碱药、茶碱、钙通道阻滞药、地西泮、麻醉药等；进餐 3 小时后睡眠，睡眠时将床的头端垫高 15~20cm。经过以上生活指导，可期待有 1/4 的患者能减轻或缓解临床症状。抑酸药物包括质子泵抑制剂和 H_2 受体拮抗剂。抑酸药可以通过抑制胃酸，减轻胃酸对食管黏膜的刺激而缓解症状。近年来临床上采用内镜下抗反流手术进行反流性食管炎的治疗，这种方法又被称为胃底折叠术。通过内镜下缝合术在远端食管内制造一个折叠，将胃底缠绕食管，从而恢复食管下括约肌的功能。这种方法可以恢复食管下括约肌的功能，减轻胃烧灼感的严重程度和频率，减少反流，使反流性食管炎治愈。

15. 食管癌术后并发声音嘶哑是怎么回事

食管癌术后并发声音嘶哑多是由喉返神经损伤引起的，原因有以下几个：①双侧喉返神经走行于气管食管沟内，而食管癌在其周围淋巴结的转移率较高，术中需清除此区域的淋巴结，容易损伤喉返神经；②食管中上段肿瘤可直接侵犯喉返神经，或转移的淋巴结侵犯喉返神经，为求彻底切除肿瘤而切除喉返神经；③解剖游离食管中上段时，如过度牵拉迷走神经，或食管拔脱时，容易损伤喉返神经；④喉返神经走行变异，且神经很细，在游离食管时易损伤。

食管癌术后并发喉返神经损伤的患者若为一侧喉返神经损伤，可能出现声带麻痹、声音嘶哑，进食流食时易误咽入气管而出现呛咳；又因声门关闭不全，难以进行有效咳嗽、咳痰，易出现肺部并发症。若为双侧喉返神经损伤，则可导致窒息等致命并发症，患者需行气管切开。间接喉镜或纤维喉镜检查可见损伤侧声带固定。

食管癌术后发现的单侧喉返神经损伤无须特殊处理，观察即可。若为电刀引起的喉返神经热损伤，或周围组织水肿压迫喉返神经引起的声音嘶哑，喉返神经未切断，则多在术后3~6个月恢复。若喉返神经被切断，半年以后，由于健侧声带的代偿作用，其临床症状会有所改善。

（李少雷　宋东东）

十、食管癌的化疗和放疗

1. **何为肿瘤的化疗和放疗**

说起肿瘤的治疗手段——化疗和放疗，很多人都会觉得很陌生，很高深。在下面这一部分中，我们就来给大家简单介绍一下化疗和放疗。

化疗，是化学药物治疗的简称，严格来说，我们平时吃药治病都可以算是"化疗"，只是现在大家都习惯将它用于癌症患者的药物治疗罢了（如图 20）。说起化疗，有些患者会觉得有点恐怖，仿佛服用化疗药物，就一定会呕吐，会掉头发，会产生各种痛苦的症状。其实，这些看法都是错误的，都是对化疗的刻板印象。

在开始化疗前，首先要正确认识化疗。作为抗肿瘤药，中草药、中成药、靶向药、内分泌药、免疫药等也经常被使用，但目前化疗药的范畴并不涵盖这些药。化疗服用药物大多是为了杀灭肿瘤细胞，因此，化疗药物的确大多是细胞毒性药物，但现代制药技术使得绝大多数药物进入体内都会有选择性，对正常细胞的影响很小，所以绝大多数患者都能较好地耐受化疗。化疗不一定会呕吐，在治疗中大量脱发的概率也很低。化疗是为了缩小肿瘤，消灭潜在的转移病灶。化疗可以延长患者的生命，很多肿瘤仅通过化疗，就可以根

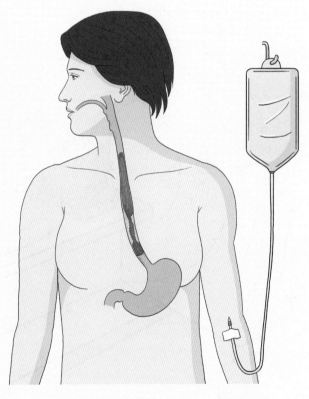

图 20　化疗通常就是静脉输注化学药物治疗

治。病理完全缓解率，说的就是肿瘤被化疗完全消灭的概率。

相对化学治疗，是不是也应该有物理治疗呢？是的。放疗，也就是放射线治疗，就是一种广义上的物理治疗，所用的手段是放射线（如图21）。

细胞在放射线的电离作用下，DNA受损，从而引起不同程度的凋亡和损伤。只有肿瘤细胞凋亡，当然是我们最愿意看到的结果。然而，射线在照射肿瘤细胞的同时，不可避免地也会照射到正常细胞。不过，由于肿瘤细胞增生活跃，大多数处于有丝分裂期M期，而身体内的正常细胞比较稳定，大多数处于合成期G期，大量的体外实验表明，M期的细胞对放射线比较敏感，换句话说，大多数处于M期的肿瘤细胞更容易受到射线的损伤，而正常细胞因为处于G期则对射线不敏感，不容易受到损伤，这也就是放射线能够治疗肿瘤的基本原理，射线伤害了肿瘤，但对正常细胞伤害并不那么大。

另外，当细胞受到损伤后，我们的身体就会自动修复它，当修复发生时，有意思的情况就发生了。正常细胞因为受机体的调控性更好，所以比肿瘤细胞更容

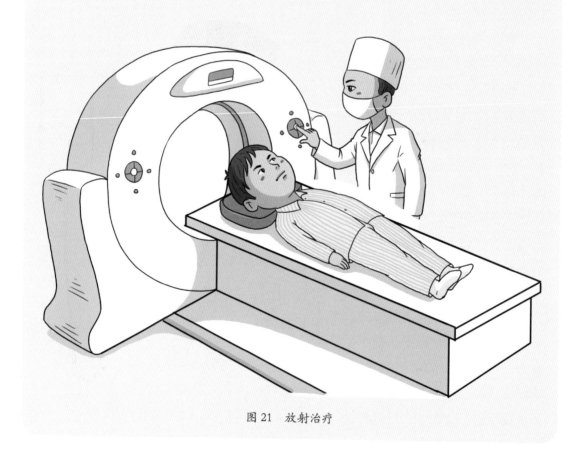

图 21　放射治疗

易得到修复，也就是说正常细胞比肿瘤细胞修复得更快，这一点便是分割放疗的理论来源。所谓分割放疗，就是要把放疗的总射线剂量，均匀拆分成多次，比如食管癌的放疗可能会被拆分成 30 次。接触过放疗的患者家庭应该都知道，放疗一般每天做一次，每做 5 天，需要休息 2 天。利用放疗的间歇期，给正常细胞充分的修复时间，当肿瘤细胞还来不及修复的时候，我们已经开始下一次放疗了，肿瘤细胞在修复好之前会接受再一次的放射线损伤，一次一次，直到肿瘤细胞死亡。

因为放射线对身体的损伤会累加，且会持续几年时间，所以同一个部位 5 年内往往只能接受一个疗程的放疗。这一个疗程，根据照射器官耐受量的不同，一般介于 1~100Gy 之间。Gy，翻译过来叫戈瑞，是吸收剂量的单位，1Gy 指的是每 1 千克受照射物质吸收 1 焦耳的核辐射能量。不同器官的耐受量有很大区别，生殖腺睾丸和卵巢的耐受量就很低，1Gy 的剂量就会导致不育，脑和脊髓一般能够耐受 40Gy 左右，直肠能耐受 70Gy 的剂量。常规放疗，现在每日给的分割剂量一般是 2Gy，拿食管癌来说，食管最大可以耐受 60Gy 的剂量，那么食管癌的根治放疗往往需要分割成 30 次。

比起放疗，拍一次胸片、做一次 CT 所接受的辐射剂量实在是微不足道，下面是我们在生活中能接触到的辐射剂量：

胸透一次大约 1.1mSv；

胸片一次剂量 0.2mSv；

头颅 CT 2mSv；

胸部 CT 8mSv；

腹部 CT 10mSv；

骨盆 CT 10mSv；

乘坐飞机 20 小时的剂量 0.1mSv；

地铁安检乘客每年可能接受剂量 <0.01mSv。

Gy 和 mSv 是不同的剂量单位，简单来说，Gy 比 mSv 高 1 000 个量级。对于那些患了癌症的患者来说，如果要接受放疗，一般则要耐受几十个 Gy 的辐射剂量，相当于 10 000 次 CT 检查的辐射剂量。因此，当医生为了准确评估病情要求患者反复做 CT 时，患者大可不必担心由此所带来的辐射剂量，它们对身体的伤害并没有想象中的那么大。

2. 食管癌的化疗

对于鳞癌来说，目前最常用的化疗方案是紫杉醇联合顺铂，即所谓的 TP 方案，T 是紫杉醇（paclitaxel）的简称，P 是顺铂（cisplatin）的简称。有一些不完全相同但是同类的药物，比如紫杉醇变成多西紫杉醇或白蛋白结合型紫杉醇，顺铂换成卡铂或奈达铂，本质上都还是 TP 方案。化疗也分术前化疗、术后化疗、同步放化疗中的化疗等，根据目的不同，命名不一样而已。食管腺癌在我国比较少见，可选择的化疗方案基本和胃癌相通用。化疗和放疗一样，不像肺癌的靶向治疗那样长期服用药物，化疗的周期也是有限的，因为人体对化疗也同样是有耐受极量的，食管癌经受 6 个周期的化疗，就算是较多的了。

如果晚期的食管癌患者，只能做放化疗控制病情，那么放化疗的周期都做足了，病情也得到了控制，后续怎么办？这是个很尖锐的问题，医生面对晚期病情的无奈就在这里。目前的建议是：虽然肿瘤不能得到根治，但是已经控制住了，疾病会进入一段相对的稳定期，暂且不用接受别的治疗，定期观察，目前合理的观察的期限是每 2~3 个月复查。稳定期能有多长？因人而异，短的 3 个月内就可以进展，长的 3 年以上也未必进展，还有些晚期的食管癌，经过放化疗可以根治，患者长期生存，只不过这样的患者只占很少数，大约 10%~20%。如果病情在稳定期过后出现进展，那么只能再次接受二线的治疗，更换化疗方案，联用免疫治疗等。

3. 食管癌的放疗

术前术后均可做放疗，还可以做根治性放疗（放疗射线的总剂量达到器官的耐受极量）。放疗和化疗同时使用叫同步放化疗，先后使用叫序贯放化疗。跟化疗一样，术前放化疗是为了缩小肿瘤，便于手术；术后放疗则是为了预防复发。做不了手术又没有远处转移的患者，就要针对肿瘤做根治性的放疗。所谓的根治性放疗，并不是指做完后就能根治癌症，可以理解成已经达到能放疗的最大剂量的治疗。其实，单纯的根治性放疗所带来的食管癌根治概率是非常低的。除此之外，有些已经发生了远处转移的患者，因为食管梗阻，吃不了饭，明明知道照射不到转移灶，却还是给食管癌病灶本身做放疗，这属于姑息性放疗，为的是局部缩小肿瘤，缓解吃饭梗阻症状，提高生活质量。本身姑息性治疗并不能直接延长患者的寿命，但可以解决一些生活质量方面的问题，毕竟让患者减少不必要的痛苦，改善生活质量是肿瘤治疗的第二原则。第一原则则是根除肿瘤、延长寿命。

治疗目的不同，放疗总剂量也不同，比如根治性放疗一般总剂量 60Gy，分割 30 次。术前放疗和术后预防性放疗都是 40Gy，分割 20 次。如果患者的耐受性比较好，同步的放化疗是个不错的选择，放疗期间给予化疗，可以达到增敏的效果。

4. 食管癌患者如何联合放化疗

过去的单一化疗或放射治疗，已被放化疗从理论到实践的科学结合所代替，以化学药物作为放射治疗的增敏剂，在提高射线加强对肿瘤局部控制的同时，杀灭靶体积之外的肿瘤细胞和全身微转移性瘤灶，放化疗结合得当，其疗效优于单纯放射治疗或单纯化疗。对食管鳞癌和腺癌同样有效，代表了食管癌非手术治疗的一大进步。而且，术前放化疗不增加手术并发症和死亡率。

放化疗在食管癌临床应用形式上有同时、序贯、交替和诱导化疗 2 个周期后再放化疗等。其选择原则为：①以远处脏器及淋巴结转移为主的应首选全身化疗，病灶局限后再序贯放射治疗；②远处转移和局部梗阻并存的，以往未做过放射治疗者，先做 2 个周期诱导化疗后，再同期放、化疗或放、化疗交替；③以局部进展和梗阻为主的，以往未做过放射治疗者，可同期放、化疗；④肿瘤压迫危及生命功能时，可先行放射治疗，解除压迫，再考虑进一步治疗；⑤完全梗阻不能进食者，先管饲进行肠内营养或肠外营养支持等对症治疗，一般状态改善后放射治疗或化疗或放化疗。总原则是以同期放化疗为主或先化疗后放射治疗。

同期放化疗的理论依据有以下几点：①化疗的局部细胞减少效应和放射增敏效应有效结合，增加或协同提高局部控制，降低或消除远处转移；②放射治疗期间由于射线的打击 G0 期细胞大量进入增殖周期，加速肿瘤细胞的增殖，而化疗又对迅速分裂的肿瘤细胞特别有效的放射生物学原理，是放、化疗同时应用的理论基础；③S 期细胞对放射抗拒，但对 5- 氟尿嘧啶敏感；乏氧细胞对放射不敏感，但对顺铂敏感；肿瘤细胞放射损伤的修复可被顺铂所抑制；紫杉醇可使放射敏感时相细胞集聚；而化疗抗药细胞又可被射线杀灭；④食管癌的常用化疗方案可有效减少放射区域内肿瘤细胞数目，改善局部血液供应，减少乏氧细胞，增加放射敏感性，并治疗全身微转移癌；⑤同期放、化疗毒性会叠加，因此化疗和放射治疗各自剂量、时间的选择，十分重要。同期放化疗已成为晚期食管癌非手术治疗的最常用的标准治疗方法。同期放化疗应用最多的化疗方案是顺铂联合氟尿嘧啶，以及以紫杉醇为基础的含铂方案。目前多数学者认为在同期放、化疗中 50.4Gy 是标准放射治疗剂量。

对已有远处转移或相对晚期或不符合放射治疗适应证的患者，可采用先化疗后放射治疗的序贯疗法：①避免毒性相加，化疗、放射治疗均可全量应用；②先化疗可大量杀灭对化疗敏感的肿瘤细胞，使肿瘤体积缩小，降低肿瘤负荷，改善肿瘤细胞供氧，消除远处转移病灶为放射治疗创造条件，变不宜放射治疗为可放射治疗；③放射治疗后纤维化引起血管闭塞，使化疗药物很难进入肿瘤组织，一旦放射治疗失败或放射治疗后复发，再化疗就很难奏效，失去了综合治疗中化疗的机会，故除非重要器官严重受压、颅内转移或骨转移，急需尽快缓解病情而先做放射治疗外，食管癌患者应用序贯放、化疗时一般均应先化疗后放射治疗，提高生存率。

交替放、化疗：交替放化疗的方法为化疗 - 放射治疗 - 化疗。此疗法毒性较轻，患者耐受性较好，疗效较佳。

5. 食管癌放射治疗有哪些模式

放射治疗是治疗食管癌的主要方法之一，它是以高速发射的电子、中子、质子等照射肿瘤，使肿瘤细胞内的遗传物质 DNA 分子遭到破坏而不能复制，癌细胞内的蛋白质不能合成，细胞发生变性坏死并丧失繁殖能力，使肿瘤退缩甚至消失，正常组织修复，达到治疗肿瘤的目的。

食管癌的放射治疗包括根治性和姑息性两大类。根治性放射治疗在于试图根治肿瘤，而姑息性放射治疗仅在于较短暂地减轻或解除某些症状。除了食管穿孔形成食管瘘，远处脏器转移，明显的恶病质或严重的心、肝、肾、肺等疾病之外，都可试行放射治疗。锁骨上区淋巴结转移、喉返神经麻痹、纵隔炎、较深的食管溃疡、严重的梗阻、病变较长等都不应视为绝对禁忌证，可以试行姑息治疗。某些病例可试行姑息治疗，当予以一定剂量后，如病变确有明显改善，也可以给予"根治剂量"。所谓"姑息治疗"和"根治治疗"的界线，有时也不很明确。

食管癌的照射方法包括外照射和腔内照射，术前放射和术后放射，放射治疗方案的确定，要根据病变部位、病变范围、食管梗阻的程度和患者身体状况而定。常见的放射治疗方式有同步放化疗、术前和术后放（化）疗等。目前多主张放、化同步治疗以提高疗效。根治性的放射治疗或放化疗主要应用于一般情况较好，食管病变较短且无明显外侵、无显著食管梗阻患者；对于有锁骨上和腹腔淋巴结转移的患者，尽管通常仍采用根治性放化疗的手段，但大多只能达到姑息治疗的目的。

颈段及上胸段食管癌的治疗，因手术难度较大，目前主要靠放射治疗。胸中段手术与放疗效果相近，两种手段都可选用。唯手术对患者的心、肺功能要求较高，手术适应证较严。胸下段手术治疗略优于放射治疗，故应优先选择手术。尤其是同时侵及食管下段及贲门的病变，更应以手术为宜。

食管癌放射治疗的适应证较广，除了食管穿孔形成食管瘘，远处转移，明显恶病质，严重的心、肺、肝等疾病外，均可行放射治疗。如果患者合并糖尿病、结核病、冠心病等，必须积极治疗，控制好这些疾病以后方可进行放射治疗。三维适形放射治疗技术是目前较先进的放射治疗技术。如条件允许可用于食管癌患者，并用 CT 机来进行放射治疗计划的设计，确认和实施。

6. 食管癌患者如何进行三维适形放射治疗

三维适形放射治疗又称调强放射治疗，是利用 CT 图像重建三维肿瘤结构，通过在不同方向设置不同的照射野，采用和病灶形状一致的适形挡铅（准直器），使高剂量区的分布形状在三维方向上与靶区形状一致，是提高放射治疗增益比的有效手段。三维适形放射的出现改变了食管癌放射治疗的现状，使其从二维时代进入三维精确放射治疗时代。

肿瘤放射治疗的理想境界是只照射肿瘤而不照射肿瘤周围的正常组织。随着计算机技术和肿瘤影像技术的发展，产生了肿瘤及其周围正常组织和结构上的虚拟三维重建及显示技术。在传统的放射治疗中，我们对所做的放射治疗无法进行有效的验证，不知道靶区的剂量分布是否达到预期的效果。在三维计划系统中，可以在基于患者实体的虚拟图像上通过计算得出剂量分布的真实情况，对照射效果进行适时的评价并进行优化。这样就改善了放射治疗计划实施过程的精确性，最大程度地照射肿瘤，最好地保护肿瘤周围的正常组织。三维适形放射治疗是目前放射治疗的主流技术，适用于绝大部分的肿瘤。三维适形放射治疗提高了食管癌肿瘤区的剂量，减少了对周围正常组织的损伤，从而降低食管癌放射治疗引起的近期或远期并发症；此外，还可以改变食管癌的分割照射模式，提高单次照射剂量。

有研究表明，食管癌接受 60~70Gy 照射的疗效优于不足 60Gy，但即使给予

60~70Gy 的照射，食管癌局部未控或复发的概率依然很高，因此很多学者建议提高食管癌的放射治疗剂量来改善局部控制率，而三维适形放射治疗能满足肿瘤剂量在 90% 等剂量曲线以内并避开周围重要脏器。三维适形放射治疗能够提高靶区剂量并降低肺和心脏的受量。

（李少雷　宋东东）

十一、化疗的毒副作用及管理

1. 化疗的毒副作用产生原理

绝大多数化疗药物在抑制或杀伤肿瘤细胞的同时，对体内正常繁殖的细胞也有毒害作用，尤其是骨髓造血细胞和消化道黏膜上皮细胞，这两种细胞代谢旺盛，在体内停留时间较短，因而也更容易受到伤害。骨髓抑制往往导致患者出现白细胞减少、红细胞减少、血小板减少等三系减少，消化道的不良反应常表现为食欲下降、恶心和呕吐。化疗的副作用成为阻碍患者治疗的最大障碍，甚至可能导致患者出现致死性并发症，因而需要高度警惕化疗的毒副作用，做到早期干预。

不同的化疗药物，其毒性表现不一样，有近期及远期毒性。近期毒性常见的有白细胞、血小板减少，恶心、呕吐、药物局部刺激、心脏毒性、脱发、周围神经毒性（手指麻木）、腹痛、腹泻、口炎，过敏反应、肝脏损害等。对于药物的毒性，医学上针对不同脏器损伤有个分度标准，分为 0 度~Ⅳ度，如Ⅲ度骨髓抑制，这时白细胞的数目介于 $1.0 \times 10^9/L$~$2.0 \times 10^9/L$ 之间。化疗的远期毒性包括不育症、免疫功能抑制、继发性恶性肿瘤的发生等。

患者只要化疗，就可能出现程度不同的毒副反应，由于药物种类不同、药物剂量不同、患者体质不同，毒副反应程度会有所差别，要警惕药物毒副作用的发生，积极支持治疗。一般来说，常规的化疗是很安全的，并不像人们想象的那样可怕，过去困扰临床医师的骨髓抑制、呕吐都有了很好的处理办法。需要说明的是，化疗副作用的多少与严重程度并不能代表化疗作用的好坏，只表明身体对治疗的反应。有的患者认为化疗时反应越重，治疗效果越好，这是不科学的。

2. 恶心呕吐及应对方法

恶心呕吐是化疗等抗癌药物治疗最常见的不良反应，其影响因素有很多：①化疗剂量大时呕吐严重；②既往化疗者呕吐重；③女性患者呕吐较重；④化疗同时进行放射治疗时较单一化疗时反应重；⑤大量饮酒者呕吐较轻。

为了减少化疗药物引起的恶心呕吐，临床常在化疗前应用止吐药物。最有效的是 5-HT3 受体拮抗剂，常用的有昂丹司琼、托烷司琼、格拉司琼等。止吐药的应用主要是根据化疗药的种类剂量来进行。要在医生指导下用药。

化疗引起的呕吐有急性呕吐、延缓性呕吐和预期性呕吐 3 种：急性呕吐发生于化疗后 24 小时内；延缓性呕吐是指化疗 24 小时以后至第 5~7 天所发生的呕吐，这往往是一开始容易被忽视的；预期性呕吐是再一次化疗前，由于条件性反射引起的恶心、呕吐。

以下方法可帮患者减轻恶心、呕吐：

缓慢进食或饮水，避免过饱，以少食多餐代替一日三餐；

饮食上以清淡食物为主，避免油炸或多脂食品，可饮用一些果汁；

过热的食品有较强气味，可引起恶心或呕吐，宜进冷食或与室温相同的食物；

尽量回避引起恶心的气味，如做饭气味、香烟、香水等；

感到恶心时做深而慢的呼吸；

与朋友及家人交谈、听音乐或看电视，分散注意力。

3. 白细胞减少及应对方法

白细胞减少也是化疗常见的毒副作用，是由化疗药对骨髓的抑制引起的，实际上，白细胞减少的同时还可能伴有血小板、红细胞的减少，只不过一般情况下，血液中白细胞生存时间短，化疗药物更容易杀伤，因此，白细胞减少更为常见（图22）。因为白细胞、红细胞及血小板的增殖时间不同，正常情况下红细胞的平均寿命为 120 天，白细胞中的中性粒细胞的寿命约为 4~7 天，血小板为 7~14 天，增殖活跃的血细胞更易受化疗药物影响。白细胞降低一般出现在用药后 1~2 周，常于用药后 2~3 周恢复。

治疗中患者通常比较在意白细胞的多少，原因是白细胞过低通常会导致不能按计划完成化疗。同时，白细胞低下免疫力受损，患者有可能继发感染，出现高热等症状，此时，医生就不得不应用升白药来提高白细胞总数，同时预防性应用抗生素。其实，白细胞数目的减少，常在医生预料当中，医生更关注的是患者的骨髓储备功能。也就是说，白细胞数目下降后，应用升白药物后能否快速提高其数量。如果储备功能差，即使应用好的升白药，白细胞数目增长也不快，此时继续化疗常很困难，并有一定风险。

化疗期间，针对白细胞减少，需注意以下几方面：

每次化疗前，应常规做血象检查；

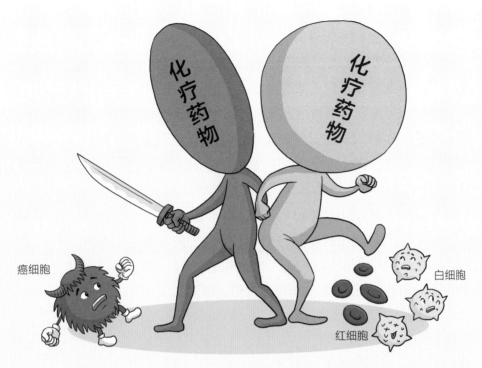

癌细胞

白细胞

红细胞

图 22　化疗在杀死肿瘤细胞的同时，也会对体内正常细胞有杀伤作用，尤其是血细胞

如果白细胞的数目低于 $3.0 \times 10^9/L$，血小板低于 $60 \times 10^9/L$，应暂缓化疗，遵医嘱使用升血细胞药或升血小板药物；

化疗期间避免到外界人多的地方，也请家人朋友不要过多探望，另外不要与有感冒、发热的人接触；

注意有没有口腔、牙齿、肛门等部位的疼痛、溃疡和感染，一有异常要及时向医生报告。

目前临床所应用的升白药大多为重组人粒细胞刺激因子，这些药物对肿瘤化疗引起的粒细胞减少有明显的防治作用，可以减轻化疗后白细胞下降程度，缩短白细胞在正常值以下的持续时间，促进白细胞的早日恢复，使化疗能够按计划如期进行，同时减少由白细胞低下导致的感染等并发症的发生，降低抗生素等药物的应用，提高患者的生活质量。目前还有做成长效制剂的聚乙二醇粒细胞集落刺激因子，用于前次化疗有重度粒细胞减少性发热的患者，作为预防使用可大大降低第二周期及以后化疗的白细胞减少。

4. 脱发及应对方法

正常人大约有 10 万根头发，其中近 90% 的头发处于活跃生长状态。因此多数抗癌药物都能引起程度不同的脱发。脱发在化疗过程中很常见，但并不是所有的患者都会出现，即使出现也不必过分担忧，因为一般患者停药 1~2 个月后，脱掉的头发会重新长出。有些人新生毛发可有不同质地或颜色，且往往比以前更黑更有光泽，以前的花白发可能会重新长出黑发。

脱发与用药剂量及途径有关。脱发时，毛发变稀或成簇，甚至全部脱落。脱发不仅局限于头发，可在身体各部位发生，腋毛、阴毛也可受影响。脱发可影响患者形象，引起焦虑和情绪波动，甚至导致患者拒绝再化疗。有些年轻患者，对头发有特殊要求，可以和医生沟通选择对头发损伤较小的化疗药物。

到目前为止，医生无法用药物来防止脱发，可能会建议患者束紧头带或冰帽使头部降温，还可试用以下方法护理头发和头皮：

避免过分洗发和用力梳头；

使用柔软的头刷；

低温吹头发，不用发卷做头发或染发烫发；

将头发剪短，脱发时容易处理；

戴假发套；

如果在化疗停止后头发仍没长出，或很稀疏，可以用养血滋补肝肾的中药。

5. 口腔溃疡及应对方法

有些药物如氟尿嘧啶、阿霉素类等较易引起黏膜炎，尤其在使用较大剂量时可引起严重黏膜炎或黏膜溃疡。炎症和溃疡可发生于口腔（包括舌、咽部）和肠道，表现为口腔和 / 或咽喉部的炎症、溃疡，舌苔脱落，严重的溃疡可以使疼痛明显，进食困难。可采取以下一些措施：

进食流食或半流食，没有刺激的食物；

餐后用生理盐水或庆大霉素溶液漱口；

平时可以含服华素片；

可外用锡类散、冰硼散，喷涂双料喉风散或养阴生肌散；

如有真菌感染可含服制霉菌素；

如发生溃疡可用碘伏外涂；

疼痛较重影响进食时可外用利多卡因等局麻药物。

6. 肝脏损害及应对方法

一些化疗药物可不同程度引起肝脏细胞的损害，化验检查出现谷丙转氨酶、胆红素等增高，肝脏肿大、肝区疼痛、黄疸等，但一般都是轻度且可逆的。在出现肝损害时，临床表现差异很大，绝大多数患者没有自觉不适，所以在用药前和用药过程中，要检查肝功能，建议每周查一次，及时发现问题，及时应用保肝药物，必要时需停止化疗。肝功能损害严重者可表现为食欲缺乏、乏力、恶心、轻度黄疸，肝脏轻度肿大伴有肝区疼痛和叩击痛。黄疸一般在停药后1~4周内消失，少数可持续3个月左右。

7. 化疗药渗漏、静脉炎及应对方法

在静脉注射化疗药物时，如操作不慎，可导致药液外漏到血管外皮下组织中，引起局部组织红肿、疼痛，甚至局部组织坏死，个别情况还可经久不愈，一定要警惕该事件的发生。一般来说，医院会安排操作熟练的护士进行注射，会选择好的血管，长期的化疗及药物对血管刺激较大时，医生会建议应用中心静脉导管或输液港。一旦在静脉滴注化疗药过程中，出现注射部位疼痛，应首先关闭输液开关，并马上报告护士处理。另外，有些化疗药即使不渗漏到血管外，也会引起静脉血管炎，典型的表现就是沿血管出现红线，伴有疼痛、皮肤发红，以后沿静脉皮肤出现色素沉着，脉管呈条索状变硬和导致静脉栓塞。如5-FU经常就会出现，经过多次化疗后，患者的手臂就会出现一条条像黑色蚯蚓样的色素沉着，那就是静脉炎引起的，一般不必特殊处理，但应避免再次用周围静脉化疗。

8. 便秘、腹泻及应对方法

有些化疗药物服用后会引起便秘或腹泻，另外，一些止吐药也可能引起便秘。注意多喝水，进食蔬菜、水果可以缓解，必要时让医生给予缓泻剂。如便秘严重，可用开塞露或者肥皂水灌肠。

需要注意的是，在使用一些特殊的化疗药物，如使用氟尿嘧啶出现腹泻时，不要自行处理，而应及时告诉医生。因为有时这些很轻的腹泻，可能是严重致死性腹泻的早期表现。

注意以下几点可能缓解便秘和腹泻症状：

化疗期间注意少食用诸如芹菜等富含纤维素的食物，以免引起或加重腹泻

症状;

少饮咖啡、茶、酒等有刺激性的饮品;

少食辛辣、油腻的食物;

注意补充水分以及含钾食物,如常饮白水,食用苹果、橘子、橙子、土豆等含钾丰富的食物;

化疗前如大便正常,化疗后腹泻超过每天5次,是暂停化疗的指征;

停药后一般腹泻可缓解,如需治疗,请向医生求助,避免自行服药,必要时需要用抗感染药物治疗。

（李少雷　贾军）

十二、食管癌的新辅助治疗策略

1. 食管癌综合治疗的几个基本概念

要了解综合治疗策略中的新辅助治疗联合手术的治疗效果，我们需要先搞清楚几个概念。

病理完全缓解（pathologically complete remission，pCR）：经过放化疗后再手术，手术标本并未发现有任何的残留癌细胞，称之为病理完全缓解。pCR率是反映放化疗效果给生存带来获益非常好的预测指标，换言之，获得了pCR，生存率将非常高。

R0切除率（no residual，R0）：手术切干净的概率，没有断端癌残留，没有食管癌外侵的病灶残留，没有转移淋巴结和远处转移灶的残留，就是R0切除。

无病生存率或无病生存期（disease free survival，DFS）：根治手术执行后，患者体内是没有任何残存病灶的，当然是否残存是基于医生的判断和现有水平的客观检查结果，如果没有证据表明有肿瘤残存，那么就是无病生存的时间，在今后的复查监测过程中，如果发现疾病复发或转移了，那么无病生存期即宣告终止，一般说3年DFS，或者5年DFS，指的是3年或者5年仍然处在无病生存期患者的比率，中位DFS，说的是随访时间足够长的话，所有患者无病生存期的中位数，当然，如果绝大多数患者终身都不复发或转移的话，中位DFS是永远不存在的。

总生存率或总生存期（overall survival，OS）：说的是患者仍然存活的概率，不管有没有疾病复发，只要尚且活着，都计算在总生存率的分子之内，一般会说3年OS，5年OS，也就是指某种干预措施之后的3年存活概率或5年存活概率（图23）。中位OS指的是中位生存期，说的是所有患者生存期的中位数。

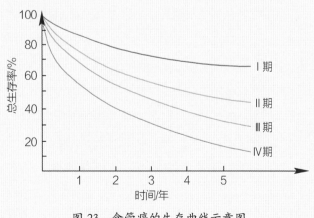

图23 食管癌的生存曲线示意图

这几个指标都是用来反映术前新辅助治疗 + 手术治疗效果的，pCR 率是目前预测术前新辅助治疗效果的最佳指标之一，延长患者的 OS 是我们治病的终极目标。

2. 术前化疗和术前放化疗怎么选

食管癌治疗有 3 大手段：手术、化疗和放疗，目前仍以手术为主。那么，能做手术的患者当然要首选做手术了，以手术为主体，手术以后再做的放化疗被称为辅助治疗。近些年，鉴于多学科治疗理念的深入，食管癌的治疗策略发生了一些改变，虽然仍以手术治疗为主，但是放化疗被放在术前先做，那么术前的治疗可以统称为新辅助治疗。

当然，并不是所有的食管癌都得接受新辅助或辅助治疗，仅限于进展期食管癌使用。直白点说，就是早期食管癌只做手术就够了，手术包括内镜下黏膜切除和传统意义上的开刀手术。早期食管癌就是 $T_{1\sim2}N_0M_0$ 的食管癌，也就是说没有淋巴结转移没有别的器官转移，且食管癌局限在肌肉层之内。先做新辅助治疗再做手术要优于先做手术再做辅助治疗的策略，有的人就不明白了，明明是先做放化疗再做手术好，可为什么医生一上来就给我做了手术，才做的放化疗？这是因为手术以前医生评定患者的分期叫临床分期，手术切除以后标本送检病理科，大概 1 周会出具病理报告，病理报告显示的分期叫病理分期，病理分期更接近肿瘤的真实情况，所以病理分期为最高的评价分期标准。这就好理解了，临床分期为早期的患者，手术以后医生根据病理分期判定患者为进展期，那么就要及时地做辅助放化疗了。

新辅助放化疗和新辅助化疗，并不包括单纯的新辅助放疗。坚持新辅助治疗的理论依据在于它可以缩小肿瘤体积，增加手术的切除率；控制和消灭体内微小肿瘤转移灶，降低术后复发率。单纯的放疗只能控制局部肿瘤，而对潜在的微小远处转移的控制，则是要依赖化疗，所以要么就做术前的放化疗，要么就只做术前的化疗，都是可以的，现在并不做单纯的术前放疗。

目前有很多确切的证据表明新辅助放化疗 + 手术要优于单纯的手术治疗，这一点毋庸置疑。那么单纯的术前新辅助化疗 + 手术，是否也优于单纯的手术呢？这一点存在一些争议。有的临床试验表明，两种处理方案对患者的远期生存没有差异，则认为没必要做术前化疗；但更多的临床试验和证据表明，新辅助化疗 + 手术也是要优于单纯手术的。就单凭化疗可以让肿瘤缩小，更便于手术切除干净这一点，就足以体现术前化疗的优势了，更何况有的患者是进展期食管癌，如果一开始先做了手术，术后迟迟恢复不好，体质较弱，术后的辅助放化疗被一拖再拖，甚至有些患者术后的身体条件不允许再做辅助的放化疗，这样的患者显然很容易复发，就不如先做化疗，再做手术的策略了，毕竟手术也是一种局部治疗的手段，要杀死影像学检查尚不能发现的潜在转移灶，还得依赖化疗。

从既往国际上的医疗证据来看，新辅助放化疗对改善患者的远期生存率要优于新辅助化疗，尤其是新辅助放化疗后，手术切除的标本中看不见任何癌细胞也就是达到 pCR（病理完全缓解）的概率要远高于只做新辅助化疗产生的效果，因为一旦获得了 pCR，患者的预后将会非常好。既然这样，那就都做新辅助放化疗了，还单做术前化疗干嘛？

理论归理论，我们还得结合自身的情况。做了放化疗再做手术，手术以后出现并发症的概率以及因此带来的死亡，是要多于做新辅助化疗的，在对待术后可能会出现的并发症方面，我们更谨慎和保守，不过随着放化疗技术的提高和多学科协作的顺畅性提高，正在有越来越多的患者和医生逐步接受将新辅助放化疗作为优于新辅助化疗的手段。

新辅助化疗＋手术比单纯手术的术后并发症率和死亡率也要高上不少。因此，目前在国内，绝大多数的外科医生对可手术的进展期食管癌，宁愿先做手术再说，好一点的医院会做新辅助化疗再手术。很重要的一点，目前化疗方案的进步，尤其我国主要是食管鳞癌，鳞癌对紫杉醇＋顺铂这个化疗方案的反应率很高，仅做术前化疗被越来越多的中国学者推崇。目前新辅助放化疗和新辅助化疗的随机对照研究，我国也正在开展，相信未来临床试验结果公布，就此争议，会有一个了断。

了解过放疗的人都明白，新辅助放疗和辅助放疗的整体剂量是要低于根治性放疗的，比如说围着手术做的放疗总剂量40Gy，分20次。而不能做手术根治，只能依赖放疗根治的患者，则要接受高达60Gy，多达30次的放疗。当然，根治性手术对患者的根治率要远远高于根治性放疗。

虽然医生都清楚怎样的治疗策略根治率最高，但同时也得考虑并发症率和患者的承受能力，所以一般年轻的患者，基础身体条件不错，治疗方案就会激进一些，年龄大身体差的患者，治疗方案则趋于保守，需要牺牲一定的根治率。如何在两者之间取得完美的平衡，是临床医生每天都要面对的一个深刻问题。

患者则要配合医生，有些手术确实急不来，有些手术就得当机立断，放手一搏，该做则做。

也有的人疑问：如果术前的新辅助治疗并不起效，反而做了之后，肿瘤长得更大了怎么办，岂不耽误了手术时机？这个问题确实存在，所以选择新辅助治疗方案最好制订最优的方案，使得客观缓解率（肿瘤明显缓解的概率，一般指肿瘤缩小一半以上的概率）达到 50% 以上，也就是至少得保证一半以上的人会从新辅助治疗的方案中明显获益。

新辅助治疗还有一个好处，就是趁着肿瘤还长在身上的时候，先做药物治疗，以检验肿瘤对药物敏感程度。新辅助治疗无效的患者，术后就不会选同样的方案再继续治疗了。

3. 术前放化疗

随着放化疗技术和微创手术技术的提高，食管癌的术前放化疗并没有想象中那么可怕，可以让肿瘤降期，术中出血少（射线让局部的微小血管都闭塞了），术后恢复也还可以，并没有明显的延迟愈合，所以综合 Cross 研究和我国开展的 NEOCRTEC 5010 研究，将术前放化疗 + 手术作为进展期食管癌的标准治疗手段之一是循证医学证据非常充分的。

手术之前做的化疗或者放化疗，统称为新辅助治疗。新辅助的终极目的是要提高手术的治疗效果，提高患者的远期存活率，当然也还包括使肿瘤缩小、降期、提高切除率等一些直观指标。开展新辅助治疗的前提是，病变潜在可切除，且不会因为新辅助治疗带来的副作用延迟手术或者导致不能手术。所以，有效和安全成了考量新辅助治疗方式的重要标准，能否提高远期生存是考量的终极标准，或者说是金标准。

之前说过，单纯的术前放疗并不会提高手术的疗效。那么，术前化疗和术前放化疗该如何选呢？相比之下，化疗副作用虽小，但对疾病带来的缓解率有限，放化疗对疾病的缓解率要高于单纯化疗。

关于食管癌术前新辅助放化疗治疗效果如何，两项重磅级的研究数据不得不拿出来"晒一晒"。

如果说 Cross 研究不适合以鳞癌为主的中国国情的话，那么我们国内自己牵头的 NEOCRTEC 5010 研究更是狠狠地为术前放化疗写下了浓重的一笔。2007—2014 年，总共招收 451 个患者，1∶1 随机分组，放化疗 + 手术组和单纯手术组的 R0 切除率分别是 98.4% 和 91.2%，中位总生存时间分别是 100 个月和 67 个月，中位 DFS 分别是 100 个月和 42 个月。两组的术后并发症发生率相似，除了心律失常的发生率在放化疗组要更高，分别是 13% 与 4%，但这一点无伤大雅。研究不能让人满意的是放化疗组有 17% 的脱组率，224 个患者中有 38 例未完成后续的手术治疗（包括了 29 例拒绝进行后续的手术，还有 2 例疾病进展，2 例一般状况太差，脑梗死 1 例，食管出血死亡 1 例，肺炎死亡 1 例，车祸死亡 1 例），多多少少会给结果带来一定的偏倚。

Cross 研究用的放化疗方案是：放疗 23 次，每次 1.8Gy，共计 41.4Gy，同步每周给紫杉醇 50mg/m² = 卡铂（AUC 2），一共给 5 周。5010 研究用的放化疗方案是：放疗 20 次，每次 2.0Gy，一共 40Gy，同步两周期长春瑞滨 25mg/m² + 顺铂 75mg/m² 的化疗（每 3 周化疗一次）。

此时，我们再回到起初的问题，到底是做术前化疗，还是做术前放化疗，两者各有拥趸，争论甚嚣尘上，随机对照研究的结果却还有待公布。其他的随机对照研究表明，不管是术前化疗 + 手术，还是术前放化疗 + 手术，都比单纯手术对患者的生存率要有所提高。目前从数据上来看，术前放化疗对食管癌手术的生存获益帮助更大，术后标本的 pCR 率也更高，与术前化疗比较大概是 40% 以上 vs. 5% 以下。所以，对于食管癌的术前放化疗，未来可期。

既然放化疗这么好，为什么不设为常规治疗项目呢？这是因为术前放化疗涉及多学科，对放疗技术要求也比较高，流程把控较为严格和复杂，加之患者很难接受"漫长"的放化疗之后再手术的策略，导致术前放化疗在食管癌的治疗体系中开展得不好。目前，术前化疗 + 手术，或者直接手术，仍然是可切除的非早期食管癌的标准治疗手段，因为还要综合患者意愿、伴随疾病等诸多因素考量决定。

4. 手术和根治性放化疗怎么选

食管癌应进行手术还是进行化疗，应该根据病情的发展程度来决定。如果患者发现病情较早，癌细胞还没有扩散和转移，那么患者单纯进行手术治疗即可，因为这种情况只要切除病灶，组织病情往往就能够得到控制。但如果患者发现病情较晚，癌细胞已经出现了扩散和转移，那么患者应该采取综合性疗法进行治疗，先通过手术切除病灶组织，然后再根据具体的病情进行化疗、放疗或者免疫治疗，以尽量清除身体中残留的癌细胞，降低病情复发和转移的概率。

尽管对于可手术切除的进展期食管癌（T₃或以上，或出现淋巴结转移）根治性手术和根治性放化疗都是标准治疗手段之一，但鉴于近些年外科技术的迅速发展，手术效果远好于根治性同步放化疗，首先推荐接受以手术切除为主的综合治疗。

对于已经发展到终末期的食管癌患者来说，由于癌细胞已经扩散至全身，而且患者的身体已经非常虚弱，最好不要进行破坏性治疗，因为患者的身体不能耐受，强行手术或放化疗只是徒增痛苦而已。我们应该以减轻患者的痛苦为治疗原则，及时给患者使用相关的主动药物，并且还可以给予相关的中药调理患者的身体，以尽量提高患者的生活质量，延长患者的生命周期。家属在生活中应该多和患者进行交流和沟通，多给患者加油打气，不要让患者丧失对治疗的信心。

对于已经发展到中晚期的食管癌，我们应该采取多种方式进行综合性治疗，以尽量抑制病情的发展，这样才能提高患者的生存率。在治疗之后，患者要密切关注自己的身体状况，定期的复查，以尽量防止病情的复发，这样才能得到最好的疗效。

5. 什么是补救性手术

食管癌多表现为进食梗阻，但梗阻的严重程度和病情严重程度并不成正比，换言之就是症状的严重程度并不代表疾病自身的严重程度，有些很晚期的肿瘤可以没有任何症状，而有些早期的肿瘤可以有各种可能的严重症状。

食管癌病情的严重程度主要取决于肿物的外侵和淋巴结转移，血行引起的肝、肺转移等较少见，所以说，"晚期"食管癌是一个相对的概念，说进展期食管癌/局部晚期食管癌可能更贴切。

目前，"晚期"食管癌能否手术一定要找胸外科医生看增强CT来评估，如果有手术机会，一般选择先放化疗，或者先化疗，待肿物和转移淋巴结有所缩小后再考虑手术。选择先放化疗的原因，并不是手术切除不了癌种，而是为了最大可能降低根治手术以后的复发率，把放化疗放在手术前做，不失为一种良好的策略。这一点有随机对照研究证实，具备充分的循证医学证据。

一些局部晚期的食管癌患者在做了根治性放化疗后，在随访期间出现局部或区域复发，对于还能否再手术，学术界近年来存在一定的争议。我个人认为，只要外科技术上可切除，患者身体又能耐受，仍可选择手术。此时进行的手术被称为补救性手术。有很大一部分食管癌选择根治性放化疗时，是因为起初被错误地告知属于"晚期"，而从未被转诊至外科进行评估，还有一些患者因为道听途说，一开始拒绝本可以完整切除的手术，待疾病复发又别无他法时，才同意手术。这些患者也可以进行补救性手术。

一开始没有选择或不能手术的患者，做了根治性放化疗之后，形成了一群独特的患者亚组，当他们最终表现为残存肿瘤再生或者局部复发，但又没有远处转移时，可供采用的后续治疗办法就十分有限，重新放化疗只适合新病灶，对于接受过放化疗的原病灶，再放疗效果并不好，因此外科医生应该对这部分患者进行进一步细致评估，考虑是否采纳补救性手术。

6. 什么是开关手术

开关手术也叫探查手术，是从英文 open-close surgery 和 exploratory surgery 翻译过来的词汇，意味着手术中发现肿瘤已出现广泛转移，或者病灶侵犯周围的重要结构无法继续进行根治性切除时，继而放弃手术。开关手术一般跟术前检查不充分有关，或是对肿瘤侵及周围重要结构无法辨识时，就盲目进行手术，最终导致手术失败。医生和患者都应该尽量避免开关手术的发生，尤其现在已经能做出很好的新辅助治疗方案，应争取在肿瘤能够退缩或降期后，再施行根治性切除手术。所以，当不确定手术是否能完整切除病变时，不应该盲目进行手术。

（李少雷　张善渊）

十三、食管癌的免疫治疗和靶向治疗

1. 肿瘤免疫治疗的原理

正常情况下，免疫系统可以识别并清除肿瘤微环境中的肿瘤细胞，但为了生存和生长，肿瘤细胞能够采用不同策略，使人体的免疫系统受到抑制，不能正常杀伤肿瘤细胞，从而在抗肿瘤免疫应答的各阶段得以幸存。肿瘤细胞的上述特征被称为免疫逃逸。为了更好地理解肿瘤免疫的多环节、多步骤的复杂性，学者们提出了肿瘤 - 免疫循环的概念。肿瘤 - 免疫循环分为以下 7 个环节：

（1）肿瘤抗原释放；

（2）肿瘤抗原呈递；

（3）启动和激活效应性 T 细胞；

（4）T 细胞向肿瘤组织迁移；

（5）肿瘤组织 T 细胞浸润；

（6）T 细胞识别肿瘤细胞；

（7）清除肿瘤细胞。

这些环节任何地方出现异常均可以导致抗肿瘤 - 免疫循环失效，出现免疫逃逸。不同肿瘤可以通过不同环节的异常抑制免疫系统对肿瘤细胞的有效识别和杀伤从而产生免疫耐受，甚至促进肿瘤的发生、发展。

肿瘤免疫治疗就是通过重新启动并维持肿瘤 - 免疫循环，恢复机体正常的抗肿瘤免疫反应，从而控制与清除肿瘤的一种治疗方法。包括单克隆抗体类免疫检查点抑制剂、治疗性抗体、癌症疫苗、细胞治疗和小分子抑制剂等。近几年，肿瘤免疫治疗的好消息不断，目前已在多种肿瘤如黑色素瘤、非小细胞肺癌、肾癌和前列腺癌等实体瘤的治疗中展示出了强大的抗肿瘤活性，多个肿瘤免疫治疗药物已经获得美国 FDA 批准临床应用。肿瘤免疫治疗由于其卓越的疗效和创新性，在 2013 年被《科学》杂志评为年度最重要的科学突破。

抗程序性死亡蛋白 1（programmed death 1，PD-1）抗体是目前研究最多，临床发展最快的一种免疫疗法。PD-1 起作用在免疫反应的效应阶段，其表达于活化的 T 细胞、B 细胞及髓系细胞，其有 2 个配体，即程序性死亡分子配体 -1（programmed death ligand 1，PD-L1）和程序性死亡分子配体 -2（programmed death ligand 2，PD-L2）。PD-L1/L2 在抗原提呈细胞都表达，PD-L1 在多种组织也有表达。PD-1 与 PD-L1 的结合介导 T 细胞活化的共抑制信号，抑制 T 细胞的杀伤功能，对人体免疫应答起到负调节作用。研究者们发现 PD-L1 在肿瘤组织高表达，而且调节肿瘤浸润 CD8$^+$ T 细胞的功能（图 24）。因此，以 PD-1/PD-L1 为靶点的免疫调节对抗肿瘤有重要的意义。

PD-1/PD-L1 抑制剂能够特异性地和肿瘤细胞上的 PD-L1 结合来抑制其表达，从而能够使功能受抑制的 T 细胞恢复对肿瘤细胞的识别功能，从而实现通过自身免疫系统达到抗癌作用。

近年来，已有多种 PD-1/PD-L1 单克隆抗体在肿瘤免疫治疗的临床研究迅速开展。目前 PD-1 抑制剂 pembrolizumab 和 nivolumab 已被 FDA 批准用于晚期黑色素瘤、非小细胞肺癌、霍奇金淋巴瘤和头颈鳞癌等，nivolumab 还被 FDA 批准可用于治疗肾癌和尿路上皮癌等。此外，PD-L1 抑制剂 atezolizumab 和 durvalumab 等单克隆抗体也已进入多个Ⅲ期临床研究中，覆盖非小细胞肺癌、黑色素瘤、膀

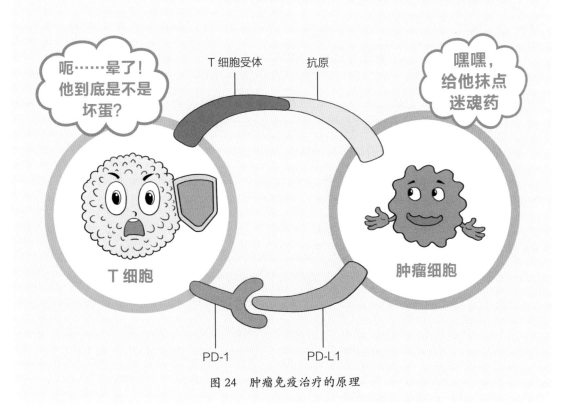

图 24　肿瘤免疫治疗的原理

胱癌等多个瘤种。

细胞毒性 T 淋巴细胞抗原 4（cytotoxic T-lymphocyte antigen 4，CTLA-4）是表达于活化的 T 细胞表面的一种跨膜蛋白。CTLA-4 作用于免疫反应的启动阶段，其激活能够抑制 T 细胞免疫应答的启动，从而导致活化的 T 细胞减少并阻止记忆性 T 细胞的生成。研究发现，肿瘤细胞能够激活 CTLA-4，使活化的 T 细胞失去活性，从而实现了肿瘤自身的免疫逃逸。数个临床前研究发现，阻断 CTLA-4 后能够恢复 T 细胞的活性并延长记忆性 T 细胞的存活时间，从而恢复身体对肿瘤细胞的免疫功能，使得肿瘤的控制率提高，据此研发了抗 CTLA-4 的特异性单克隆抗体。

目前，2 种 CTLA-4 抑制剂 ipilimumab 和 tremelimumab 已被 FDA 批准用于Ⅲ期黑色素瘤的辅助治疗和晚期黑色素瘤的治疗，而 ipilimumab 和 tremelimumab 在肾癌、前列腺癌、肺癌等的临床研究已广泛开展。早期临床研究结果显示两种单抗无论是单药还是联合 IL-2、PD-1/PD-L1 抑制剂或化疗均显示安全有效。

2. 免疫检查点抑制剂常见不良反应及管理

免疫检查点抑制剂治疗是通过利用机体自身的免疫系统杀伤肿瘤，能够解除免疫系统的抑制状态，因此，免疫检查点抑制剂的相关不良事件几乎可以发生在所有的器官上。如皮肤（斑丘疹、白癜风、银屑病、莱尔综合征、药物相关多器官迟发超敏反应）、胃肠道（小肠结肠炎、胃炎、胰腺炎、乳糜泻）、内分泌器官（甲状腺功能亢进或减退、垂体炎、肾上腺功能不全、糖尿病）、肺（免疫性肺炎、胸膜炎、肺肉瘤）、外周和中枢神经系统（外周神经病变、无菌性脑膜炎、吉兰-巴雷综合征、脑神经病变、脊髓炎、脑膜脑炎、肌无力）、肝脏（免疫性肝炎）、肾脏（间质性肾炎、狼疮性肾小球肾炎）、血液系统（溶血性贫血、血小板减少症、粒细胞减少症、三系减少症）、肌肉关节系统（关节炎、肌肉病变）、心脏（心包炎、心肌炎）、眼睛（葡萄膜炎、结膜炎、视网膜炎、脉络膜炎、眼睑炎、眶周肌炎）等。所引发的毒性事件严重程度也不一样，有些症状较轻，易于管理，有些症状严重，能够危及生命。免疫相关不良反应的整体发生率低于化疗不良反应，耐受性良好，治疗出现的最常见不良反应为疲乏、食欲下降、恶心、无力和皮疹等，整体严重不良反应（3/4 级不良反应）发生率 7%~13%，大部分不良反应均可逆且可管理。

在免疫治疗过程中，应做好免疫相关不良反应的预防、评估、检查、治疗和监测，及时发现治疗相关不良反应，调整用药剂量并使用皮质类固醇进行相应治疗。

发生免疫相关不良反应的高危因素：个人或者家族的自身免疫疾病史；肿瘤弥漫性浸润，如癌性淋巴管炎，肿瘤浸润合并周围炎症；机会性感染、慢性感染等，已引起 T 细胞耗竭和凋亡；某些药物如抗心律失常药、降压药、抗生素、抗痉挛药或抗精神病药等本身就与自身免疫疾病有关。

免疫相关不良反应常见症状及发生时间：免疫毒性常伴有的症状有皮肤症状、胃肠道症状、内分泌症状。此外，还包括神经症状、呼吸系统症状、风湿症状、肝病症状、血液学症状、肾病症状、心血管症状以及眼科症状。免疫异常毒性在任何时间都有可能发生。根据发病时间中位数，免疫异常毒性可以分为早期（<2 个月）和晚期（>2 个月）毒性。早期毒性包括皮肤（5 周）、胃肠（7.3 周）以及肝脏（7.7 周），而晚期毒性包括肺部（8.9 周）、内分泌（10.4 周）以及肾脏（15.1 周）。有的免疫异常毒性会延迟发生，有的甚至在接受免疫治疗 1 年后才会发生。

免疫相关不良反应的治疗：增强 T 细胞免疫反应带来的副作用就是潜在的正常组织发生自身免疫性炎症。大多数情况下，使用免疫调节的药物即可以控制这些副作用。对抗这些炎症反应，尤其是发展到严重阶段时，最佳的药物便是激素。对于激素治疗不满意的患者，其他免疫调节药物也可以选择，比如抗 TNF-α 抗体英利昔单抗、麦考酚酸酯、他利莫司、环孢素等。T 细胞耗竭药物如抗人胸腺细胞球蛋白也在罕见案例中报道有效。

若发生免疫检查点抑制剂相关的不良反应，应及时与医护人员联系。

3. 免疫治疗中常用的生物标志物

免疫治疗中常见或潜在的生物标志物主要与以下几个机制有关：①肿瘤抗原，能够提示高频突变和新抗原的生物标志物，例如肿瘤突变负荷（TMB）、高度微卫星不稳定（MSI-H）等；②炎性肿瘤微环境，能够提示炎性表型的生物标志物，例如 PD-L1、炎性特征等；③肿瘤免疫抑制，即除 PD-1/CTLA-4 以外能够明确肿瘤免疫逃逸的生物标志物，例如 Tregs、MDSCs、IDO、LAG-3 等；④宿主环境；⑤肠道微生物，能够提示宿主环境特征的生物标志物。最常见的生物标志物有以下几个：

（1）PD-L1：中文名为程序性死亡分子配体 -1，是一种细胞表面蛋白，通过与活化的 T、B 细胞表面的 PD-1 受体相互作用，使 T 细胞失活，不再攻击肿瘤细胞。临床试验发现 PD-L1 的高肿瘤表达与肿瘤侵袭性增加相关，并且死亡风险增加 4.5 倍；在肺鳞癌患者中，PD-L1 高表达的患者使用 PD-1/PD-L1 抑制剂的疗效更优。

（2）肿瘤突变负荷（tumor mutation burden，TMB）：指的是一份肿瘤标本中，所评估基因的外显子编码区每兆碱基中发生置换和插入 / 缺失突变的总数。高 TMB 肿瘤细胞可能具有更多的新抗原，从而导致肿瘤微环境和外周的抗肿瘤 T 细胞相应增多，因而可推测高 TMB 患者对肿瘤免疫治疗产生反应的可能性更高。但值得注意的是，不同的癌种 TMB 表达水平不尽相同，某些肿瘤患者的总体 TMB 水平会更高。

（3）错配修复（mismatch repair，MMR）：指的是由纠正 DNA 复制期间所产生 DNA 错配的酶组成，预防分裂细胞中的突变成为永久性突变，这一过程涉及 4 个关键基因 *MLH1*、*MSH2*、*MLH6* 和 *PMS2*。而在错配修复的过程中，部分情况下可能会出现某一个 MMR 蛋白缺失，从而导致未能成功检测错误的情况，这种情况便被称为错配修复功能缺失（dMMR）。有时候 MMR 的异常会引发一系列癌变表型，临床研究发现，MMR 基因的突变或可帮助准确预测患者 PD-1 抑制剂的应答。

（4）微卫星不稳定性（MSI）：微卫星是在人的基因组中发现的一种串联重复 DNA 序列，如 ATATATAT、CTCTCTCT、GGGG 或 AAAA。微卫星不稳定是基因组高频突变所致的分子表型，是由错配修复系统受损后无法修复微卫星区域的突变产生的。高度微卫星不稳定（MSI-H）就是指肿瘤的 5 个微卫星标记物中至少有 2 个标记物不稳定；仅 1 个标记物不稳定被归类为低度微卫星不稳定（MSI-L）；没有不稳定标记物则为微卫星稳定（MSS）。临床试验发现，MSI-H 的患者对免疫治疗的应答更优。

（5）肠道微生物群（microbiome）：最近，肠道微生物群与免疫治疗的关系受到密切关注。一项研究表明，肠道菌群可以调节抗黑色素瘤免疫治疗的反应。"有益"的肠道微生物组（如高多样性和富含 ruminococcaceae/faecalibacterium）会增强抗原呈递，改善 T 细胞功能和肿瘤微环境来增强抗肿瘤免疫反应。而"有害"的肠道菌群（如低多样性和富含 bacteroidales）会破坏抗肿瘤反应。提示在接受免疫检查点抑制剂治疗时，应进行肠道菌群评估。也有研究提示，抗生素的应用因为对肠道微生物的影响，可能会削弱免疫治疗的效果，但结论还需要进一步的证据来支持。

4. 食管癌的免疫治疗

众所周知，食管癌在中国和全世界都是高发的恶性肿瘤，传统治疗手段（手术、放疗、化疗等）总体疗效不尽如人意，靶向治疗迟迟没有突破性进展。

研究发现，食管鳞癌通常高表达 PD-L1，提示其对以免疫检查点抑制剂（ICIs）为代表的免疫治疗可能有较好的应答，但免疫治疗目前仍然缺乏明确的疗效预测因子，且单一治疗疗效不尽如人意。

现阶段其应用模式仍以联合治疗为主，包括：同步放化疗＋免疫巩固、同步放化疗联合免疫＋免疫巩固、新辅助同步放化疗＋术后免疫巩固、免疫＋（寡）转移灶放疗以及免疫辅助治疗、新辅助化疗联合免疫＋手术、新辅助同步放化疗联合免疫＋手术等。

ICIs 免疫治疗作为一种新兴的治疗手段，为食管癌的治疗带来了新的希望，也必将改写未来食管癌治疗的格局，相较不断刷新的有效率和生存期数据，开展越来越多和免疫治疗相关的临床研究更重要的意义是带给我们新的思考和对未知的持续探索。例如，联合治疗的模式同步还是序贯、免疫治疗需要维持多久、哪种联合方案最佳、放疗的最佳剂量等等。当然，在增进疗效的同时，还要兼顾毒副反应，注重细节。相信不久的将来，随着越来越多的试验数据公布，我们能够更好地把免疫治疗和传统的治疗手段融合在一起，给患者带来最大程度的生存期延长和生活质量的提高。

5. 食管癌的靶向治疗

复发或转移晚期食管癌的治疗方式主要为放疗和化疗。化疗有效率约40%~60%，但容易出现耐药，耐药后食管癌患者生存期大大缩短。同时，部分患者因化疗恐惧、消化道及骨髓抑制等严重化疗不良反应，而无法耐受化疗。免疫治疗及靶向治疗为中晚期食管癌的治疗带来了新的希望。因为食管鳞癌以多基因驱动发病为特点，针对某种基因改变的靶向治疗始终未能有令人满意的治疗效果（图25）。目前的诊治指南里提到的一些后线治疗靶向药，我们在此简单总结：

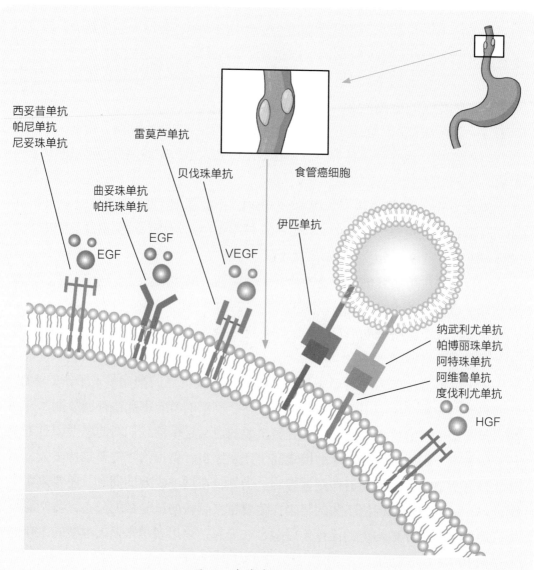

图 25　食管癌的靶向治疗

曲妥珠单抗：适用于晚期食管腺癌或食管 - 胃结合部腺癌，且 HER-2 表达阳性，联合化疗其有效率及生存率均有提高（OS 1.8 个月 vs 11 个月）（PFS 6.7 vs 5.5），国内外指南均 1A 类推荐。

雷莫芦单抗：抗 VEGFR 单克隆药物，晚期腺癌二线治疗。

尼妥珠单抗：指南推荐联合放化疗用于不可手术切除的食管鳞癌，疗效提高 20%（联合放疗唯一推荐靶向药物）。国内 Ⅱ 期试验显示，联合化疗全部患者客观缓解率 51.8%，疾病控制率 92.9%（但样本量较少）。

安罗替尼（口服药）：为一种广谱抗血管生成的抗肿瘤药物，在多个实体肿瘤中均有较好的疗效，中国临床肿瘤学会指南推荐用于复发或转移晚期食管鳞癌二线治疗（2A 推荐）。

阿帕替尼（口服药）：在多个实体肿瘤中均有较好的疗效，中国临床肿瘤学会指南推荐用于复发或转移晚期食管腺癌二线治疗（1 类推荐）、鳞癌二线治疗（2B 类推荐）。

EGFR-TKIs：常听说的吉非替尼 / 厄洛替尼部分研究显示单药治疗食管癌控制总率在 30%~50%，且吉非替尼还可增加放疗敏感性。但目前其研究均为小样本，不做常规推荐，需要进一步大样本、随机化的研究来证实。

（李少雷　贾军）

十四、晚期食管癌的方方面面

1. 晚期食管癌怎么治

当食管癌已经转移到肝脏、骨、肺等远隔器官以及无法切除的多处淋巴结，说明已经处于晚期了。根治的可能性很小，可以通过一些治疗方法延长生存时间，改善生活质量。此时，以积极的对症支持治疗为主，包括营养支持治疗、止痛治疗等。如果体质较好，可以尝试化疗联合免疫治疗等有效率比较高的药物治疗方案。

姑息性化疗：食管癌以鳞癌为最多见，腺癌较少，按照指南晚期食管癌化疗方案以顺铂联合氟尿嘧啶为主，其他可用的药物包括紫杉醇、白蛋白紫杉醇、多西他赛等联合铂类（顺铂、卡铂、奈达铂）。化疗方案的选择要根据不同患者来制订个体化方案，毕竟食管癌晚期患者的体质相对来说要差一些，尽量选择患者能够耐受，毒副反应略小的方案，两药联合方案优于三药联合。可能不少人觉得：到处都转移了还化疗，有什么意义呢？在这里，给大家讲一个具体的病例。有个患者在家乡做了食管癌手术，因为术后吻合口瘘愈合时间较长，没做任何治疗，术后半年与我偶遇，说颈部已经出现结节，我摸了一下，有个很明显的淋巴结，大约蚕豆大，立即建议她去医院做 CT 检查，结果发现两侧锁骨上下、纵隔、腹腔都有淋巴结转移，范围太大。她当时的体质无法耐受放疗，只能选择化疗，用紫杉醇联合顺铂的方案化疗了 4 个周期，之后定期复查，竟然没发现明显复发转移，现在已经 5 年过去了，仍然无复发转移的迹象，可以说她的食管癌多处转移已经达到临床治愈。虽然这样的病例很少，但也确实真实存在着，所以即使是很晚期的食管癌患者，也不要轻言放弃。

目前，相比化疗，化疗联合免疫治疗带来了更好的疾病控制率，而又不明显增加副作用，逐渐成为晚期食管癌的一线治疗。当全身转移灶得到有效控制后，如果患者仍面临较大的进食梗阻风险，亦可针对食管原发灶加做放疗，以便延缓出现进食梗阻，从而减少患者出现因梗阻或穿孔导致的致死性并发症的发生。

对症治疗：如果患者的年龄比较大，体质差，连化疗也无法耐受，应该以对症支持治疗为主。我国的食管癌患者大多数都伴随有体重下降甚至营养不良，很多患者拖到很晚期才来就诊，已无化疗或放化疗的机会，更无手术可能。此时需要尽可能做好支持处理，改善患者有限的生活质量，延长生存期。对于食管梗阻严重者，首先要解决的是营养问题，可以考虑在内镜下或介入透视情况下，置入鼻饲胃管或空肠营养管，必要情况下进行胃造瘘或者肠造瘘，给予营养支持，只有改善了营养，一般状况才有可能改善，才有机会做抗肿瘤治疗，才有可能解除恶性循环。

食管癌转移到骨，或者侵及脊柱、胸壁、后腹膜等，可能会出现比较严重的疼痛，为改善患者的生活质量，止痛也非常重要。按照癌症三阶梯止痛原则，个体化选择止痛药物。如果骨转移灶比较局限，可以局部放疗止痛，每月输注一次双磷酸盐类药物，抑制骨进一步破坏。

食管癌晚期患者的治疗难度比较大，大部分人治疗效果不好，挫败感也比较突出。食管癌不像肺癌，没有相应的靶向药物可以选择，免疫治疗的很多临床试验尚未有明确结论。很多患者由于营养匮乏、体质衰竭、免疫力低下等原因，无法接受化疗或化疗联合免疫治疗，预计生存期很短暂，提高短时间内的生活质量就变成了主要治疗目标。

2. 食管癌的营养支持怎么做

由于食管癌会带来一定程度的进食障碍，食管癌患者靠自己的正常进食不能满足身体需要，都需要不同程度的营养支持（图26）。

如果一个正常人，全天24小时卧床不起，意味着不额外消耗能量，那么维持生命基本的新陈代谢，每天每千克体重需要25kcal的能量，不管是靠静脉输液还是肠内营养补充，这是最基本的需要量。

当然，正常人不可能躺在床上一动不动，需要进行日常活动，这就意味着还需要消耗更多的能量，加上基本能量，每天每千克体重需要30~35kcal的能量，也就是说一个体重60kg的人，每天应该摄入能量1 800~2 100kcal。我们可以看到食物包装上会有一个表格，列出每100g食物所含的热量、糖、脂肪、蛋白质、微量元素等精准含量，通过这个表格，我们可以比较清楚地得知自己每顿饭摄入的热量。

肿瘤患者或者一些需要愈合伤口的患者本身基础代谢水平是升高的，所以需要更多的能量。知道了这个道理，就很容易理解得病后医生给"加强营养"的建议。

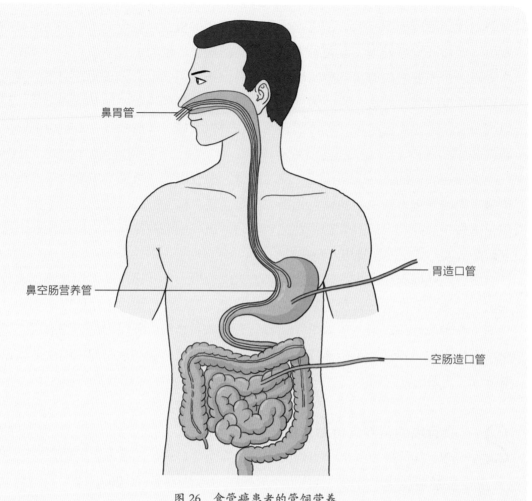

鼻胃管

鼻空肠营养管

胃造口管

空肠造口管

图 26　食管癌患者的管饲营养

　　静脉营养：不能靠胃肠道摄入食物或摄入不足的患者，需要通过全静脉营养或部分静脉营养，遵循以上的原则，摄入足够的热量。静脉营养的供能通常是靠输注葡萄糖和脂肪乳实现，氨基酸的输注虽也提供能量，但我们并不希望氨基酸进入体内被分解成能量，而是希望它在体内合成必要的蛋白质，所以计算能量需要的时候，不要把氨基酸计算在内。1g 葡萄糖可以提供 4kcal 的能量，1g 脂肪提供 9kcal。比如 10% 的葡萄糖，输注 1 000ml，能提供 400kcal 能量。市面上的脂肪乳浓度一般是 20%，那么 250ml 脂肪乳提供 50g 脂肪，可以供能 450kcal。那么问题来了，2 000ml 10% 的葡萄糖 +500ml 的脂肪乳，可以供能 1 700kcal。住院患者往往需要输注各种药物，大多都是用生理盐水（0.9% 的氯化钠）配好了输液，如果还要全量静脉营养，那么输液量很容易超过 3 000ml，我们的心脏每天能承受的输液量一般也就在 3 000ml 这个水平，输液过多过快的话，还要配合利尿剂的使用，以免对心脏造成负面影响，甚至引起心衰。本身如果有心功能不全或心衰的患者，需要严格限制输液量。这个时候，全静脉营养是一个几乎不可能完成的任务。

临床上绝大多数患者，全静脉营养的能量提供都是不足的，比起充分的营养摄入，医生更需要关注的是规避输液过多导致的并发症。如何在保证安全的前提下，实现重复的营养摄入，确保患者在住院接受治疗后不会越来越消瘦，是每一个医生需要慎重考虑的问题。

为什么不能把葡萄糖的浓度进一步提高，而且脂肪乳供能这么高效，为什么不多输点脂肪乳呢？这是因为人体对输液浓度和输液量的耐受是有限度的，前面提到的 10% 葡萄糖基本就已经算高浓度输液了；而机体代谢脂肪的能力有限，脂肪乳每天输 500ml 也足够多了；3 000ml 的总输液量也已经很多了，增加输液量会加重心脏和肾脏的负担。除此以外，静脉营养尚有很多问题是目前医学上无法攻克的，容易导致代谢相关的并发症，不推荐长期使用，1~2 周左右的静脉营养尚可，连续输注 1 个月以上基本都会出问题。

肠内营养：对于食管癌患者，尽管吃饭不能下咽，但可以用鼻饲营养管，或胃造瘘、肠造瘘的营养管进食，通过肠内营养制剂来补充能量，这个过程本质上和吃饭无异，可以终生靠此营养。

市面上配好的肠内营养液有很多，大多数也都是药品，而且工业化生产的营养液浓度稳定，搭配合理，完全可以放心长期使用。常见的营养液每 1ml 可以供能 1kcal，拿 500ml 的包装来说，对应 500kcal 能量。一些营养液为了更高效供能，把脂肪含量提高，每毫升可以提供 1.3kcal 能量。需要注意的是，能量比并不是越高越好，脂肪含量过高，肠道耐受有限，容易引起腹泻。还有一些肠内营养液，适合糖尿病患者使用，能量供给略低于 1kcal/ml。总之，在选择合适的肠内营养液之前，应该仔细看一下说明书。

肠内营养液如果直接进入空肠，需较严格地限制注入速度，小肠不同于胃，难以在短时间内接纳很多的食物或者营养液，通常每小时注入不要超过 120ml，所以推荐持续泵入，假设每天要通过营养管泵入 2 000ml 营养液的话，按 120ml/h 计算，则要泵入 16 个小时以上。小肠对水的耐受性较好，泵入速度可以很快，比如每小时 500ml。

对于用营养粉冲调进行补充肠内营养的患者，推荐按说明书冲调，不要过浓，也不要想当然地稀释，就跟婴儿喝奶粉一样，冲调浓度要适当。

现在很多的肠内营养制剂，为了扩大适用范围，做出了各种口味，适合经口摄入。对于那些进食梗阻严重，仅能摄入流质饮食的食管癌患者，口服营养液是非常不错的选择，推荐常规使用。

静脉输液过快过多，对心脏不好，严重可导致心衰，但是肠内营养就跟吃饭喝水无异，仅有可能引发肠道不适，给予再多，也不会引起心脏的相关并发症。

3. 得了食管癌应该就诊哪个科室

食管癌属于胸外科诊治的范畴，可以做手术治疗，也属于放疗科诊治的范畴，可以做放疗或同步放化疗，还属于肿瘤科或者消化肿瘤内科的范畴，可以进行化疗。

得了食管癌，先要找胸外科医生评估，再找放疗科医生，最后才找内科医生，这是最佳的就诊顺序，找不对首诊科室，则会发生治疗上的混乱。

因为食管癌主要是影响吃饭的问题，所以如果症状持续存在，影响生活质量，治疗的主要目标一定是延长患者的寿命，缓解一些不舒服的症状只是其次的考虑。食管癌最主要靠手术根治，而手术要做消化道重建，术后反而会新增很多不适的症状，甚至更难受。家属只想着提高生活质量，是本末倒置的，尤其在食管癌还有机会根治的情况下。

4. 晚期食管癌吞咽困难怎么办

食管癌因为症状被发现，基本已属于中晚期，表现为进行性的吞咽困难。原因不难理解，肿瘤长到一定程度堵塞管腔是必然的，还有少部分是因为肿瘤相关的食管运动障碍。不同程度的吞咽困难伴随着不同程度的梗阻，两者密不可分。可供解决的办法有以下几方面。

调整饮食：把尚能够吞咽的食物降级，比如尚能吃普通固体食物，但有意改吃半固体食物，避免坚硬的食物刺激肿瘤，引起不必要的水肿和肿瘤表面破溃。如果最多能吃半固体食物，那就降级吃流质饮食，并补充额外的营养粉和蛋白粉，作为代餐。如果仅能吃流质饮食了，那就降级为主要靠肠内营养粉维持营养，额外可以再补充静脉输液。

管饲营养：如果仅靠经口进食不能满足维持体重的需要，那么建议进行管饲。可以下鼻胃管或者鼻空肠管，前者更推荐，反流问题少一些，两者都建议在内镜或介入引导下留置，具体由临床医生开具申请单，找到相应的内镜医生和介入医生留置。管饲营养还包括胃造瘘和空肠造瘘，两者均需要外科医生在麻醉状态下完成，是一个小的手术，相比较胃造瘘更推荐空肠造瘘，副作用和潜在的并发症少。

食管支架（图27）：曾经一度是最常用的缓解梗阻办法，但支架潜在的风险较高，容易引起移位和脱落，对于尚有手术切除机会的食管癌来说，禁忌放置食管支架，以免对将来的手术产生不可估量的影响。即使不手术，对于还要继续做放化疗的患者来说，肿瘤缩小，也很容易引起支架滑脱。所以，食管支架需谨慎使用。晚期食管癌在各种办法缩小肿瘤概率渺茫的情况下，可以考虑食管支架。

药物治疗：对于初诊的食管癌来说，有时药物治疗的效果起效很快，如果梗阻已经很明显，可以直接进行化疗联合免疫治疗，有可能在营养垮掉之前，使梗阻很快得到缓解，那么药物治疗本身就是解决梗阻的办法之一。目前对于晚期食

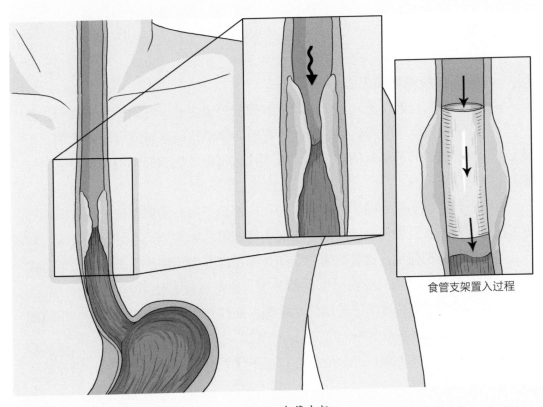

食管支架置入过程

图 27　食管支架

管癌来说，标准的含铂化疗方案联合 PD-1 抗体免疫治疗因为其对疾病的高控制率已被作为一线治疗方案推荐。

如果要做放化疗或者放疗，放疗起效相对慢，且前期可能因为射线导致食管水肿，加重梗阻，推荐做放疗之前务必先解决梗阻的问题，以保证治疗期间良好的营养状况。推荐鼻饲营养管，待治疗起效，梗阻缓解，可再拔除鼻饲管。对于肿瘤已无治愈可能的晚期食管癌来说，为了提高患者生活质量，相比较鼻饲营养管，更推荐永久性的胃造瘘或空肠造瘘。

5. 晚期食管癌瘘了怎么办

中上段食管癌毗邻气管，容易形成气管食管瘘，一旦有瘘，几乎就无法进行放疗了；在放疗的治疗过程中，出现了气管食管瘘，也会不得已中断放疗。气管食管瘘最严重的并发症是出现消化液和食物进入气管，引起误吸，严重者可窒息，或出现严重的肺部感染，轻者可仅有轻微的肺内炎症。一旦出现瘘，禁止再经口饮食。为了避免误吸和严重肺部感染，推荐放置气道内支架，进行瘘口的封堵。长期慢性的瘘，身体已经耐受，且不期望恢复经口饮食，则可以不放置支架封堵。

6. 晚期食管癌疼痛怎么办

食管癌引起的疼痛，部分来源于肿瘤的外侵生长，影响后纵隔胸膜，甚至侵犯椎体，引起后背疼痛。腹腔的转移淋巴结也可能侵及后腹膜，引起上腹部疼痛。骨转移引起的疼痛在终末期比较常见。医生通常根据癌症三阶梯疼痛管理进行干预。

我们在药店能够买到的非处方止疼药往往都属于第一阶梯镇痛药，可以放心使用，也不用担心药物成瘾的问题，按说明用即可。如果效果不好，进入第二和第三阶梯的镇痛药使用。这类镇痛药大部分都是麻醉类药品，受严格的管理，需要找医生开具处方，但只要在医生的指导下，也可以放心使用。杜冷丁、吗啡、芬太尼等药品属于第二或第三阶梯的止疼药，往往有引起便秘的副作用，可以配合肠动力药、泻药、润滑剂等一起使用。

无论如何，我个人建议充分地止疼，这不仅关乎患者的生活质量，也关乎对于疾病和生命的尊重。

7. 晚期食管癌出血了怎么办

食管癌引起的急性出血，有可能是临终前的一种表现，和食管主动脉瘘相关（肿瘤侵犯大血管），表现为较大量呕血、黑便或血色素急性下降，这个时候做内镜检查要慎重。如果仅是食管癌表面的破溃引起的出血，通过内镜下的电凝止血是十分必要的。急性出血在食管癌的终末事件中并不多见，但一旦出现，风险巨大。

慢性贫血往往和之前的放疗相关，处在轻度和中度贫血的阶段，也比较难纠正，除了充分的营养支持和补充铁剂，偶尔的输血可以收到很好的效果。

8. 食管癌的 5 年生存率是什么

很多患者对"5 年生存率"概念不了解，也有比较大的抵触情绪。其实，如果从字面意思上理解 5 年生存率，觉得得了癌症就只能活 5 年了，这是存在较大的认知错误的。早期癌症接受手术治疗可以根治，中期的需要接受手术、化疗、放疗的综合治疗，也有很大程度的根治概率。晚期癌症，接受放化疗，虽然根治的概率很低，但也可以在一定程度上控制病情延长寿命。因为要观察疗效，随访患者，所以不管对于哪一期的食管癌患者，都会引入 5 年生存率的概念，这仅仅是一个概念而已，而且是医生和科研人员便于总结经验的一个专业术语。比如医生要观察年龄超过 60 岁的Ⅳ期食管癌患者接受放化疗以后的效果，就会随访这个群体，观察他们的 5 年生存率，换句话说，就是这个群体中的个人存活 5 年以上的概率有多少。更何况，现实情况下，患者并不是同时出现的，我们很难做到每个人都去随访超过 5 年，5 年生存率往往是统计软件估算出来的。如果罹患了食管癌，经过了系统治疗，已经稳定且 5 年内没有复发和转移，那么之后再出现复发转移的概率就是一个小概率事情了，这也是为什么好多人认为得了肿瘤，只要能活过 5 年，就算治愈了，虽然这种说法不严格正确，但一定程度上有很大的可参考性。

9. 晚期食管癌患者可以活多久

这是很多食管癌晚期患者及其家属关心的问题。但是对于医生来说，也很难有确定的答案。食管癌的治疗是个系统过程，涉及很多因素，食管癌晚期患者的生存期有多长，主要取决于食管癌晚期的治疗方法是否得当及患者的身体素质。此外，食管癌晚期患者或其家属应多了解食管癌晚期的治疗知识，多和医生交流，只有抱有良好的心态积极配合治疗，才能最大可能地延长患者的寿命，提高生活质量。

治疗方法是否得当是决定食管癌晚期患者能活多久的最重要因素。就晚期食管癌的治疗来说，此时肿瘤已有转移，用局部治疗的手术治疗难以有满意疗效，主要的治疗方法为药物治疗，包括化疗、免疫治疗、靶向治疗等。食管癌晚期化疗以联合化疗为主，效果比单一药物化疗好，此外化疗联合免疫治疗的效果比单纯化疗要好。近年来将化疗药物作为增敏剂与放射治疗联合应用治疗晚期食管癌，也取得了明显的疗效。转移范围广，身体功能弱，已经难以耐受放、化疗的晚期食管癌患者，可以尝试靶向治疗等毒副作用较小的药物治疗，尽管如此，食管癌的靶向治疗效果通常也是较差的。

患者的身体功能也是决定食管癌晚期患者能活多久的重要因素，身体功能好，免疫力强，才能抵抗癌肿的发展，耐受各种药物治疗。因此，提高免疫功能，增强对肿瘤的抵抗力对晚期食管癌患者极为重要。在饮食上，食管癌晚期患者应尽量多吃一些能进入食管的食物，如半流食和全流食，并要注重半流食和全流食的质量，不要限制热量，要做到营养丰富、饭菜细软、容易消化和吸收，必要时可做匀浆膳。另外，也可以通过补充市面上配方好的肠内营养液进行营养支持，必要情况下也可间断给予静脉营养支持。

总的来说，食管癌晚期患者能活多久因治疗效果及身体功能而异，只要选择合适的方法积极治疗，均可改善症状，延长生存期，晚期食管癌患者应该保持乐观心态，积极配合治疗。随着治疗方法的不断改进，新的治疗手段和药物越来越多地应用于食管癌晚期的治疗，食管癌晚期患者的生存期已明显高于以前。患者不要被困于"能活多久"这个问题而影响治疗，也不要随便相信那些宣传某药物能使食管癌晚期患者活多久之类的广告。到底能活多久这个问题对于任何一个患者都不一定有确切的答案，尽快接受正规的治疗才是最重要的。

（李少雷　贾军）

十五、食管胃交界部癌

1. 什么是食管胃交界部癌

2000 年世界卫生组织将"贲门癌"称为食管胃交界部癌。按 2018 年 UICC/AJCC 颁布的第八版 TNM 分期标准，食管胃交界部癌是指食管胃交界处齿状线上下约 2cm 范围内的腺癌。食管癌和食管胃交界部癌的 NCCN 诊疗指南是放在一起的，二者常放在一起被讨论。

为了方便同行之间交流，更好地走向世界，"贲门癌"的概念正在逐渐被废弃，取而代之的是食管胃交界部癌，或者说胃食管交界部癌，食管和胃谁在前谁在后则无关紧要，各种叫法都有，按照直接的翻译应该叫食管胃交界部癌，但按照这个病的生物学特点，与胃癌更相似，胃放在前面叫胃食管交界部癌亦可。此外，食管胃交界部癌的病理类型均为腺癌，很多学者和论著都称之为食管胃交界部腺癌。

"贲门"指的就是胃和食管交界处的区域，做过胃镜的人都知道，报告里会描述我们的齿状线如何，齿状线就是食管和胃相连接的区域，食管黏膜是鳞状上皮，胃黏膜是腺上皮，齿状线就是这两者的移行区域。

当然，肛门附近也有齿状线，那是直肠的腺上皮和肛管的鳞状上皮之间的移行区域。不管是食管胃齿状线，还是直肠肛管齿状线，周围都有括约肌束缚，如果括约肌的功能不好，则会相应出现胃食管反流病和大便失禁，老年人和神经功能紊乱的人容易出现这两种症状。

我们暂且不说大便失禁的事，也不说直肠癌累及了齿状线就不能保留肛门的事，但我们想搞清楚食管胃交界部癌，就必须得弄明白胃食管反流病和 Barrett 食管。

胃食管反流病、Barrett 食管、食管胃交界部癌（贲门癌）号称贲门的三大疾病。

胃食管反流病说的是胃或者十二指肠的消化液或食物反流入食管，引起反酸、烧心、咳嗽、喉炎、哮喘等一系列症状的疾病。没什么特别的诊断金标准，一般依靠症状和胃镜下食管炎的表现来诊断，对抑酸药的治疗反应良好。

Barrett 食管说的是食管的鳞状上皮被化生的柱状上皮替代，也就是说胃想扩大自己的领地，非要侵占食管，把食管黏膜化生成自己柱状上皮的样子，是一种病态的表现，也就离癌变不远了，所以 Barrett 食管是一种癌前病变，跟长期的胃食管反流病脱不了干系。

这里要提一下癌前病变的概念，癌前病变并不是癌，也不见得在出现癌前病变后就一定会发展成癌，但是如果给予足够的时间，则有很大的概率演变为癌。所以，虽然没必要听到癌前病变就闻风丧胆，惶惶不可终日，但也一定要给予充分重视。癌前病变演变成癌需要两个条件：足够长的时间＋持续的损害。如果已经70多岁了，预计活到80岁，此时如果检查出了某种癌前病变，请放心，它可能压根不会影响寿命，所以无需干预。

Barrett 食管在足够长时间和不断的反流迫害下，有很大的概率变成食管胃交界部癌，可见胃食管反流病、Barrett 食管、食管胃交界部癌有点类似病毒性肝炎、肝硬化、肝癌，所谓癌变的三部曲，不见得会发生，但比一般人发生的概率要高得多。

以上，我们简单介绍了食管胃交界部癌和主要癌前病变，作为非专业人士，了解到这里就够了。实际上，食管胃交界部癌的定义非常复杂，多年来，学术界围绕着它开展了激烈讨论，直至今日，也未能完全达成共识。

1987年，著名的德国学者 Siewert 将食管胃交界部规定为齿状线往上5cm 和往下5cm 横跨食管和胃的一截长达10cm 区域。Siewert 提出了相应的局部解剖学分型，在世界范围内得到了广泛接受和应用。①Siewert Ⅰ型：为远端食管腺癌，来源于 Barrett 食管；②Siewert Ⅱ型：为真正的贲门癌，指肿瘤中心位于距食管胃交界区域近心侧1cm 和远心侧2cm 区域内的腺癌；③Siewert Ⅲ型：为贲门下腺癌（图28）。

但是，从2000年开始，WHO（世界卫生组织）消化系统肿瘤病理学和遗传学对原食管胃交界部腺癌分型规定如下：①食管胃交界部腺癌：不管肿瘤的主体在何处，穿过食管胃交界处的腺癌均称作食管胃交界部腺癌；②食管腺癌：腺癌完全位于食管胃交界上方且局限在其上方的腺癌应当看作是食管腺癌；③近端胃腺癌：完全位于食管胃交界下方的腺癌应看作是原发于胃

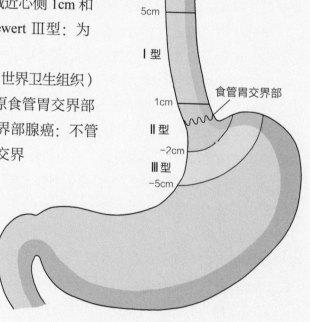

图28　食管胃交界部腺癌（贲门癌）

的腺癌。WHO 分类不主张使用模棱两可常有误导作用的"贲门癌"这一术语。虽然听起来 WHO 的分型要更靠谱一点，但事实上 Siewert 分型的应用却更为广泛，可以说根深蒂固。

然而，2017 年国际抗癌联盟（UICC）和美国癌症联合会（AJCC）联合发布的第八版食管癌和食管胃交界部癌分期中规定，Siewert 分型将不再使用。新分期中定义，当肿瘤中点距离齿状线不超过 2cm 时，依据食管癌分期；当肿瘤中点距离齿状线远端 2cm 以外，依据胃癌分期。也就是说，沿用了很久的 Siewert 分型即将退出历史舞台。

2. 食管胃交界部癌的症状有哪些

临床常把食管胃交界部肿瘤同胃肿瘤或食管肿瘤混在一起。早期患者无明显不适，随病情发展及肿瘤范围的扩大，逐渐开始出现异常感觉。但这种感觉仍不会影响生活起居，不易引起患者警觉。食管胃交界部肿瘤的常见症状为：

（1）出血：食管胃交界部癌患者有时也会呕血或便血，食管胃交界部的肿瘤可浸润大血管而发生致命性大出血。

（2）疼痛：胸骨后或背部肩胛区持续性钝痛，表示食管胃交界部癌的癌外侵，引起食管周围纵隔炎，食管胃交界部癌引起的疼痛也可以发生在上腹部，应注意食管胃交界部癌的肿瘤有穿孔的可能。

（3）梗阻：食管胃交界部癌患者还可能发生持续呕吐黏液，这是食管癌的浸润和炎症反射性地引起食管腺和涎腺分泌增加所致，黏液积存于食管内可以导致反流，引起呛咳，甚至发生吸入性肺炎。这也是食管胃交界部癌的临床表现之一。

（4）吞咽困难：是食管胃交界部癌临床表现中较典型的症状，一般出现此症状说明肿瘤已侵及食管周径 2/3 以上，常伴有食管周围组织浸润和淋巴结转移，总趋势是进行性加重，呈持续性。

（5）体重下降、消瘦：患者因进食困难出现营养不良，身体消瘦，肿瘤广泛转移后会出现厌食症状。

（6）声音嘶哑：常是肿瘤直接侵犯或转移淋巴结压迫喉返神经所致。

很多食管胃交界部癌的症状有明显的时间性，即该症状大多发生在疾病的某一阶段，在此，我们以时间为顺序进行介绍。

初期症状：①胸骨后胀闷或轻微疼痛。这种症状并非持续发生，而是间歇性或在劳累后及快速进食时加重；②吞咽食物时的异物感；③吞食停滞或顿挫感；

④胸部胀闷或紧缩感，且常伴咽喉部干燥感；⑤心窝部、剑突下或上腹部饱胀和轻痛，进干食时较明显，呈间歇性。

中期症状：介于早期症状和晚期症状之间，呈进行性发展。可表现为早期症状加重，如出现吞咽困难、吞咽疼痛、呕吐黏液等症状，多为肿瘤引起的局部症状，全身症状不明显。

晚期症状：有恶病质，贫血、水肿、全身衰竭，肝、肺、脑等重要器官转移及腹腔、盆腔转移，引起腹水甚至血性腹水，肝功能衰竭，昏迷，出现消化道梗阻等。如果腹部出现包块、肝大、腹水征、盆腔肿物（肛门指诊），均显不适合手术的征象。晚期病例除吞咽困难，还可出现上腹和腰背持续隐痛，表明癌瘤已累及胰腺等腹膜后组织，是手术禁忌证。除食管癌的症状外，食管胃交界部癌的其他症状如下：①咽下障碍（包括喝水）；②上腹部有沉重感；③上腹部疼痛；④恶心、呕吐；⑤逐渐消瘦。

食管胃交界部癌还可能发生诸多并发症，多数是食管癌的并发症及压迫症状。如肿瘤侵及相邻器官，可发生食管气管瘘、纵隔脓肿、肺炎、肺脓肿及主动脉穿孔大出血等。转移淋巴结压迫气管引起呼吸困难，压迫喉返神经引起声音嘶哑，压迫膈神经可引起膈肌矛盾运动。

3. 食管胃交界部癌的外科治疗

得了食管胃交界部癌，和得了食管癌或胃癌一样，都是首选手术治疗。

食管胃交界部癌更像是胃癌，做手术需要清扫腹腔尽可能多的淋巴结，但是从解剖上来说，它又算是位置最高的胃癌，与下段的食管癌类似，容易向胸腔内转移，淋巴结转移可以达到隆突下水平（左右支气管分叉的位置）。

所以我们有理由认为，所有的食管胃交界部癌（贲门癌）都应该由胃外科和胸外科联合手术，既开腹，又开胸，清扫两野的淋巴结。腹部外科如果治疗食管胃交界部癌，常规应该邀请胸外科协助。

现在，关于食管胃交界部癌（贲门癌）学科诊疗模式的争议还远没有结束。不过，食管胃交界部癌因为周围相对没有致命的大血管和器官，即使肿瘤长得很大，手术的机会依然很大，整体治疗效果还是不错的，整体上比食管鳞癌的治疗效果要好。

（李少雷　王亚旗）

十六、如何治疗癌痛

1. 关于癌痛的常识

疼痛是一种信号，是人体对一些不良现象发生反应的反映。这并不是文字游戏，而是实在的事实。谁都知道被针扎、火燎、水烫会疼痛，这疼痛是一种自我保护，能提示我们躲开这些外来的不良刺激。内在的不良因素导致的疼痛更为多见，每个人都有过疼痛的经历，例如感冒引起头痛，吃坏东西引起腹痛等。疼痛发生以后，我们自然就会想到上医院找大夫，它可以告诉我们身体出了问题，起到了警示作用。对癌症患者来说，疼痛有时候是早期唯一的症状。如果我们重视，顺藤摸瓜去寻找疼痛源头，也许就能早期发现肿瘤的存在。

疼痛是与真正或潜在的组织损伤有关，或用损伤来描述的一种不愉快的感觉和情绪。生物学家发现，所有那些能引起疼痛的刺激都易于造成组织的损伤。这些话看上去晦涩难懂，但措辞却很严谨。对于一个患病的人来说，重点在感受上，人对同一种刺激的反应各自不同，何况不同的人和不同的病，所以你疼还是不疼，到底有多疼，哪些地方疼，是由你来感受的，而不是别人，更不是医生。

顾名思义，癌痛是癌症疼痛的简称。癌痛是导致癌症患者身体和情绪障碍的重要原因。有癌痛的患者往往食欲很差，行动不便，心情郁闷，生活质量严重下降。绝大多数的癌症患者在患病的整个过程中有过癌症相关性疼痛。甚至有一些人因为持久的不能缓解的疼痛而丧失活下去的信心，选择结束自己的生命。

为了讲清楚怎样评估和评估的意义，便于读者对后面内容的理解，我们不得不说说癌痛的分类。

（1）由癌症本身直接引起：最常见，占70%~80%，由于肿瘤侵犯或压迫神经组织，侵犯骨骼，或侵及胃、肠等空腔脏器，或肝、肾等实体器官的管道造成梗阻，血管阻塞或受侵，黏膜受侵或溃疡，颅内压升高等。治疗以抗肿瘤、姑息治疗及止痛治疗为主。

（2）与肿瘤相关的疼痛：不是肿瘤直接引起，但与肿瘤的发生及发展有明显相关性，如恶病质等因素造成活动障碍引起的疼痛、褥疮、肌痉挛、便秘等，占10%左右。治疗以对症及止痛治疗为主。

（3）与治疗有关的疼痛：由一些有创性诊断及治疗措施，如骨髓穿刺、病理活检、腰椎穿刺等操作引起的疼痛；手术后所致的瘢痕痛、神经损伤、幻肢痛；化疗引起的神经病变、栓塞性静脉炎、口腔黏膜炎；放疗引起的局部损害、周围神经损伤、纤维化、放射性脊髓炎等。占 10%~20%，治疗以止痛及对症处理为主。

（4）与肿瘤无关的疼痛：占 8% 左右，由其他疾病所引起的疼痛，如骨关节炎、风湿、痛风、糖尿病末梢神经痛等。以治疗原发病为主。

一般我们说的癌痛，就是指的第一大类疼痛，即癌症本身直接引起的疼痛。

2. 癌痛的评估是怎样的

疼痛也是一种疾病，同样需要治疗。疼痛减少了，生存质量就提高了。

患者应及早把疼痛的状况告知医生，寻求他们的帮助。一份详尽的疼痛病史，是一把控制疼痛的钥匙。因为对疼痛的充分评价是确定治疗方案的基础和前提，所以在癌痛治疗前，必须对癌痛做出详尽而全面的评估。当然，这需要医生帮助完成。必须明确一点：癌痛的评估是癌症疼痛治疗的极为重要的第一步。

疼痛的自我判断：对癌痛的评估应包括自己的疼痛历史，疼痛的程度、疼痛的性质、疼痛的部位及有无向其他位置传导，疼痛是持续性的还是间歇性发作，有无暴发加重的情况以及疼痛加剧或减轻的有关因素。另外，自己的身体和心理状况以及其他疼痛带来的伴随症状，运动无力、感觉障碍、活动能力下降等也需要给予重视。食管癌常表现为吞咽食物时胸骨后出现针刺样疼痛感或吞咽食物时出现牵拉样疼痛感；如果没有进食也有明显的胸骨后疼痛，说明局部病情较重，可能已经侵犯到食管外其他脏器和神经。

到底有多疼：谁都知道，疼痛的程度要分轻、中、重度，但是该怎么分呢？简单地说，可以用睡眠是否受影响来划分。虽有疼痛但可耐受，不影响睡眠，可正常生活，算是轻度疼痛；疼痛明显，不能耐受，睡眠受干扰，要求服用止痛药的算是中度疼痛；疼痛剧烈，不能耐受，睡眠严重受干扰，需用止痛药物，可伴有自主神经功能紊乱或被动体位的算是重度疼痛。疼痛的数字评分法：用 0~10 的数字代表不同程度的疼痛，0 为无痛，10 为曾经感受到，或想象到的最剧烈的疼痛。告诉医生疼痛正处于几分的水平。当然，这两种疼痛分级法也可以相互参照使用。

怎样向医生反映疼痛状况？首先要批评一下擅长忍耐的那些人，面对医生隐瞒疼痛，只会给自己和医生带来麻烦，而不会有真正帮助。如果有病不说，不仅自己受苦，医生也可能因为低估病情而做出错误判断，到了最后，吃亏受罪的还是自己。所以，我们鼓励大家积极主动地向医生反映自己的疼痛症状，但不可过分夸张。不能排除有些人由于种种原因担心医生对自己不够重视，因而有意夸大病情以博取医生的关注。

作为家属，该怎么看待亲人的疼痛？疼痛总归是一种不良的心理感受，会常给我们带来一些消极的影响，会导致一些心理精神上的变化，抑郁、焦虑、谵妄的发生率都随着身体衰弱和疼痛程度的加重而增加。作为家属，一方面要努力安慰患者，给他们最大的心理支持；一方面要及时与医生沟通，如实反映亲人的症状变化，提示医生及时给予相应的处理。

怎样理解患有癌痛患者的异常心理和精神状态？一旦发现癌痛患者出现一些精神症状，应首先看作可能是疼痛未被控制的结果，由于疼痛未被有效控制，情绪及心理发生紊乱。而疼痛的缓解可使明显的精神障碍消失，应在疼痛被控制后再评价患者的精神心理状态才是准确的。反过来说，绝大部分癌痛患者都存在不同程度的恐惧、愤怒、抑郁、焦虑、孤独等心理障碍。这些心理障碍对癌症性疼痛的程度及其治疗影响很大，患者应配合医生，在服用止痛药时，排除心理障碍，取得良好止痛效果。

3. 规范化的止痛原则

止痛方法有很多种，大体上可分为药物治疗、非药物治疗、联合治疗 3 大类。其中，药物治疗是基础。药物治疗常见的用药途径有内服、外用、注射等。内服药物主要是指口服药物，也包括舌下含服的药物（例如治疗心脏病的速效救心丸、硝酸甘油）。外用药物主要指外敷、外贴、外洗等剂型的药物。另外还有一些鼻腔内喷雾经鼻腔黏膜吸收的剂型和直肠内给药经直肠黏膜吸收的剂型介于内服外用之间。注射药物就是针剂，可以用于静脉注射、肌内注射和皮下注射。非药物治疗包括中医的针灸治疗、点穴按摩治疗等，西医的放射治疗、外科治疗、介入治疗等手段，常要配合药物治疗使用。

世界卫生组织（WHO）积极主张给予癌痛患者充分的止痛治疗，制订了三阶梯止痛治疗方案，并且给医生们规定了 5 大原则。

（1）按阶梯给药：前面说过，疼痛可以大致分为轻、中、重三个级别，WHO 就此把常用的止痛药物也分为一、二、三共三个阶梯。根据患者的疼痛程度，医生给予相应阶梯的药物。这就叫作按阶梯给药。

（2）口服给药：口服给药有很多的优点。首先，可以避免创伤性给药途径，如肌内注射、皮下注射等增加新的疼痛源；其次，这种方式更加便于患者长期服药；再次，口服用药时药物吸收缓慢，峰值较低，尤其对于强阿片类药物，极少产生依赖性；口服阿片类药物不符合吸毒者的需求和效果，便于防止药物滥用的发生。所以应尽量选择口服给药途径，如果患者不能口服，也可以选择直肠给药或其他不创伤给药途径如透皮贴剂等。笔者认为这一条改称为无创给药更合适些。

（3）按时给药：简单地理解，就是按规定的时间有计划地服药，而不是疼了加药，不疼减药。这是因为疼痛有一个阈值，疼痛刺激超过这个阈值才会让人感到疼痛。服止痛药能够提高可感受到疼痛的神经细胞的阈值，预防和减少疼痛的发生。这样才能真正缓解疼痛，提高生活质量。许多患者的疼痛是持续性的，或天天发作的，因此，我们强调有规则地使用药物，而不是仅仅在"必要时"。定时服用镇痛药可以使每一次剂量在上一次剂量疗效消失之前起效。在疼痛发生时再服止痛药，实际上对于癌痛患者仍然构成打击。因此，一定要按时给药，而不是按需给药。

（4）个体化用药：这是因为对这些止痛药物，特别是麻醉药品（即后面提到的阿片类药物）不同的人敏感性差别极大。同样的疼痛同样的药物，某甲用 10mg 就管用，某乙可能就要用 100mg 才行。癌痛患者是一类特殊的患者，对他们的人道关怀在伦理学上高于其他。虽然中国药典规定了这些毒麻药品的限制剂量，但是国家专门颁布法令说明癌痛患者不受限制。所以在癌痛治疗的专家看来，阿片类药物并没有标准剂量，给药剂量要以具体患者的实际疗效反应来决定。

简单的两句话：凡能使疼痛得到缓解的剂量就是正确的剂量；止痛药剂量应当根据患者的需要由小到大，直至患者疼痛完全消失。

（5）注意具体细节：要密切观察用药的反应，认真评估疗效和副作用的发生情况，根据疗效不同随时调整剂量，还要积极处理伴发的不良反应，在最高疗效和最低毒性之间求得一个最佳的平衡。

4. 怎样选择止痛药物

为了在疗效和毒性间求得最佳的平衡，就要做到使用正确的药物，给予恰当的剂量，并有合理的间隔时间，这样，绝大多数患者都可获得良好的止痛效果。其中，有两点是很重要的：一是要按照三阶梯止痛方案来用药，二是要积极主动地与医生沟通。这其实很好理解，因为患者最了解自己的疼痛，而医生最了解需用的药物。

（1）一阶梯药物：药物学分类上属于非甾体类抗炎解热镇痛药物都属于一阶梯类。它们包括有一般人都知道的阿司匹林、对乙酰氨基酚、布洛芬、吲哚美辛等多种药物。一般应用于轻度疼痛的止痛治疗，如果疼痛为中度以上，应该考虑升级换药。

（2）二阶梯药物：这一类药物作用机制不一，药理学上不能归于同类。多属于弱阿片类药物，代表药物是可待因。可待因可以单用，也可以与一阶梯类药物做成复方制剂应用，这些复方制剂也属于二阶梯药物。国内常用的止痛药物可归于二阶梯一类的还有盐酸曲马多、布桂嗪等。二阶梯药物适用于中度疼痛，如果疼痛进展达到重度需及时更换为三阶梯药物。

（3）三阶梯药物：三阶梯药物可以等同于强阿片类药物，品种非常多，其中常用的有吗啡、哌替啶、芬太尼、羟考酮等。WHO 推荐使用于癌痛治疗的是吗啡，哌替啶建议不用于癌痛治疗，芬太尼和羟考酮最近几年应用逐渐增多，疗效也很好。这些药物建议用于重度疼痛的治疗，也可应用于中度疼痛的治疗。

（4）为什么哌替啶不该用于癌痛治疗？这主要是因为慢性癌痛需要长期用药，而这个药的特点不适合。如：口服可靠性差；同等剂量止痛作用只有吗啡的 1/8，时间只可维持 2.5~3.5 小时；它在体内代谢成的去甲哌替啶，具有中枢神经毒作用，其止痛效能为哌替啶的一半，而半衰期又长达 12~16 小时，大剂量重复使用必然造成去甲哌替啶积聚，促使出现神经中毒症状如震颤、幻觉、抽搐、肌阵挛和癫痫发作等。因此哌替啶只可用于短时的急性疼痛，而不适合用于慢性癌痛的长期治疗。

（5）不同阶梯能不能交叉用药：原则上，疼痛重了要升级使用高一阶梯的药物，但并不绝对，医生可以根据情况跨阶梯用药或者联合使用不同阶梯药物。

5. 关于癌痛的误区有哪些

误区一：得了癌症都会疼，而且要尽量忍疼，对疼痛的治疗没必要达到无痛。

无痛是人的基本权利，现代的医疗水平完全可以做到让癌痛患者无痛生活。只要选择理想的药物并正确地使用，80% 以上的疼痛患者都可享受无痛的生活。因此，疼痛必须得到治疗，而且是规范化的治疗。规范化的疼痛处理不仅要缓解疼痛，还包括将药物的不良反应降至最低，提高患者的生活质量，让疼痛患者无痛地生活。所以医生需要不断地对疼痛进行评估，调整用药的剂量，并正确地面对和对症处理药物产生的不良反应，对疼痛患者进行应有的关爱。

误区二：疼痛的强度应该由医生判断，不能轻易相信患者的主诉。

目前评估疼痛的方式很多，国际上普遍应用的是视觉模拟评估法（VAS）和数字评估法（NRS）。但无论哪种评估方法，都要求患者自己进行评估。因为疼痛是一种主观的感受，而且因人而异。医生一定要规范地使用疼痛的评分，相信患者的感受，并且给予相应处理。

误区三：三阶梯用药就是将药物分为三个阶梯，不管疼痛强度，均从一阶梯开始，三阶梯用药中阿片类药物轻易不要用，即使用也要有限度。

疼痛评估是规范化用药的前提和基础，要根据患者疼痛的强度选择理想的药物，而不是机械地从一阶梯开始用药，让患者忍受疼痛的折磨。所以，对待任何疼痛的患者，首先要对他进行疼痛强度的评估和疼痛原因的分析，然后选择理想的药物。可以从一阶梯开始，也可以直接从三阶梯开始。阿片类药物是疼痛治疗中必不可少的，当患者出现中、重度疼痛时，即可使用阿片类药物。只要疼痛到达一定强度，越早使用，阿片类药物的剂量就越低，不产生耐药的时间会越长；相反，如果将阿片类药物放到最后使用，剂量可能非常大，且耐药快，不良反应出现的可能性也会加大。使药物疗效和不良反应达到平衡，才是我们的目标。其实，对长期需要镇痛治疗的患者来说，用阿片类药物也是更安全有效的，阿片类药物无封顶效应（"封顶效应"是指在一定范围内加大药物剂量可以增强止痛药效，超过一定剂量范围疗效就不再增加了，而发生副作用的风险加大，也称"天花板效应"），非阿片类药物存在封顶效应。且长期食用阿片类药物对胃肠、肝肾、凝血功能并无影响，反而是食用非阿片类药物有较多的不良反应。除了便秘，阿片类药物的不良反应大多是暂时的且可以耐受的，当服用阿片类药物出现呕吐、镇静等副作用时，应积极防治，而不是立即停药。

误区四：所有疼痛患者只能接受口服药物治疗，不疼的时候不用给药。

随着科技的发展和治疗水平的提高，WHO 认为除了口服给药途径外，其他给药途径如透皮贴剂、黏膜剂、舌下含片、喷雾剂、肛门栓剂等，以及静脉滴注均可根据实际情况选择。医生要尽量选择"无创"的给药途径。特别是那些由于疾病本身或者由于治疗无法口服的患者，更应该选择其他的给药方式。按时给药是一条不容违反的原则。即按照不同药物规定的间隔时间给药，如每隔 72 小时一次，无论给药当时患者是否发作疼痛。而不是按需给药，这样可保证疼痛连续缓解。

有时候，由于成年人情况特殊，医生会给患者 1/2 片甚至 1/4 片的药来吃。但是肿瘤患者用止疼药时，医生往往要特意嘱咐一句"这药可不能掰开吃"，这是为什么呢？事实上是因为，为了满足前面讲过的方便、高效等一系列目标，很多止痛药都被做成了控缓释剂型，实现控缓释功能的往往是包着药物有效成分的外壳。如果把药掰开来用，肯定会影响疗效，还会增加副作用。当然，并非所有止痛药物都是这样，所以建议患者和家属认真研读说明书，并向医师和药师咨询，以免犯错。

误区五：医生给患者麻醉药品可使患者成瘾，减少患者的寿命。

首先，适时解除患者的疼痛会使因疼痛带来的全身痛苦解除，全局皆活。通过规范化的疼痛处理，很多患者能够接受适当治疗，并延长寿命。这个问题本来是一些不熟悉癌痛治疗的医生必须学习的课题，但是对患者本人和家属同样也有意义。麻醉药品成瘾很可怕的，要是成瘾了可怎么办呀？由于这种不必要的担心，很多本可以控制或者减轻的癌痛得不到应有的治疗，实在让人痛惜。老百姓普遍对药物的"成瘾性"抱有恐惧，为了避免使用吗啡类药物，有些患者甚至不愿诉说疼痛和如实报告疼痛的情况，这种恐惧是导致阿片类止痛药在临床上得不到有效使用的重要原因之一。人们对"成瘾性"的恐惧非常强烈，以至于患者合理的服用阿片类止痛药物的要求被误认为是"成瘾性"的行为。实际上癌痛患者使用阿片类药物，可认定为"成瘾"的比例不过万分之几。关键在于癌痛患者对止痛药物产生躯体依赖性和药物耐受性是完全正常的反应，不能称之为"成瘾"。只有那种精神依赖，又称心理依赖，才是所谓的"成瘾"。这是一种心理异常的行为表现，特点是不能自控地和不择手段地渴望得到药物，以达到"欣快感"。

误区六：只有终末期癌症才用最大耐受量阿片类药，一旦使用阿片类药，就必须终身用药。

阿片类药用药剂量个体差异很大，对任何严重疼痛，无论肿瘤本身分期与生存期如何，只要止痛治疗需要，都可以应用最大耐受量阿片类药物。只要疼痛得到满意控制，就可以停阿片类药物或者换用非阿片类药物。要找专业知识丰富的临床医生为患者治疗，并且主动与医生沟通，双方共同努力提高止痛治疗的水平。一些患者通过三阶梯治疗效果仍不满意，很多时候单用这些止痛药物还是不够的，不能达到满意的疗效。这时医生会根据患者的具体情况开些辅助止痛的药物给患者使用，比如镇静药和抗抑郁药，以求达到缓解疼痛提高生活质量的目的。

（李少雷）

图书在版编目（CIP）数据

食管癌/杨跃主编.—北京：人民卫生出版社，
2023.1
（肿瘤科普百科丛书）
ISBN 978-7-117-33579-9

Ⅰ.①食…　Ⅱ.①杨…　Ⅲ.①食管癌 - 普及读物
Ⅳ.①R735.1-49

中国版本图书馆 CIP 数据核字（2022）第 171798 号

人卫智网　www.ipmph.com　医学教育、学术、考试、健康，
　　　　　　　　　　　　　　购书智慧智能综合服务平台
人卫官网　www.pmph.com　人卫官方资讯发布平台

肿瘤科普百科丛书——食管癌
Zhongliu Kepu Baike Congshu——Shiguan'ai

主　　编　杨　跃
出版发行　人民卫生出版社（中继线 010-59780011）
地　　址　北京市朝阳区潘家园南里 19 号
邮　　编　100021
E - mail　pmph @ pmph.com
购书热线　010-59787592　010-59787584　010-65264830
印　　刷　北京盛通印刷股份有限公司
经　　销　新华书店
开　　本　787×1092　1/16　印张：9
字　　数　156 千字
版　　次　2023 年 1 月第 1 版
印　　次　2023 年 1 月第 1 次印刷
标准书号　ISBN 978-7-117-33579-9
定　　价　49.00 元

打击盗版举报电话：010-59787491　E-mail：WQ @ pmph.com
质量问题联系电话：010-59787234　E-mail：zhiliang @ pmph.com
数字融合服务电话：4001118166　　E-mail：zengzhi @ pmph.com